GOLDMANN
Lesen erleben

Buch

Der international anerkannte Ayurveda-Arzt Dr. Ernst Schrott verrät die besten Tipps für die Steigerung des Wohlbefindens und die Förderung der Gesundheit. Dank seiner Empfehlungen kann jeder bei den verschiedensten Beschwerden und Erkrankungen einfach und schnell auf die Kraft der Doshas – Vata, Pitta und Kapha – zurückgreifen.

Der Autor führt den Leser kurz in die Prinzipien des Ayurveda ein, gibt allgemeine Ratschläge für die Gesundheit und nennt die wichtigsten Kräuter und Gewürze aus der ayurvedischen Hausapotheke. Mit zahlreichen Rezepten und Anwendungsbeispielen von der Heißwasser-Trinkkur über Ölmassagen bis zu Gewürzabkochungen.

Autor

Dr. med. Ernst Schrott ist Arzt für Naturheilverfahren und Homöopathie in Regensburg und einer der renommiertesten Ayurveda-Spezialisten Deutschlands. Seine Ausbildung in der altindischen Heilweise erhielt er bei führenden Ärzten Indiens. Er ist Autor zahlreicher Bestseller zum Thema, im Vorstand der Deutschen Gesellschaft für Ayurveda und Leiter der zur Gesellschaft gehörenden Akademie, einer Einrichtung zur professionellen Ausbildung von Ärzten und für medizinische Heilberufe in ayurvedischer Medizin.

Von Dr. Ernst Schrott außerdem im Programm

Ayurveda für jeden Tag (16131)
Ayurveda – Das Geheimnis Ihres Typs (16460)
Die köstliche Küche des Ayurveda (16639)
Ayurweda für Gesundheit, Glück und langes Leben
(als E-Book erhältlich)

Dr. med Ernst Schrott

Ayurveda
Die besten Tipps

aus dem jahrtausendealten
Naturheilsystem

GOLDMANN

Dieser Titel ist unter der Nummer 16573
bereits im Goldmann Verlag erschienen.

Alle Ratschläge in diesem Buch wurden vom Autor und vom Verlag sorgfältig erwogen und geprüft. Eine Garantie kann dennoch nicht übernommen werden. Eine Haftung des Autors beziehungsweise des Verlags und seiner Beauftragten für Personen-, Sach- und Vermögensschäden ist daher ausgeschlossen.

FSC www.fsc.org
MIX
Papier aus verantwortungsvollen Quellen
FSC® C014496

Verlagsgruppe Random House FSC® N001967
Das für dieses Buch verwendete FSC®-zertifizierte Papier *Classic 95*
liefert Stora Enso, Finnland.

8. Auflage
Vollständige Taschenbuchausgabe Juni 2014
Wilhelm Goldmann Verlag, München,
in der Verlagsgruppe Random House GmbH

Umschlaggestaltung: Uno Werbeagentur
Umschlagmotiv: © getty images/Maximilian Stock Ltd.
Satz: Filmsatz Schröter, München/Uhl + Massopust, Aalen
Druck und Bindung: GGP Media GmbH, Pößneck
BK · Herstellung: IH
Printed in Germany
ISBN 978-3-442-17457-7
www.goldmann-verlag.de

INHALT

EINLEITUNG

DAS WISSEN DES AYURVEDA LIEGT IN IHNEN

Ayurveda ist einfach zu verstehen, denn Sie tragen sein Wissen in sich. Vieles von dem, was Sie in diesem Buch finden, wird Ihnen plausibel oder sogar bekannt vorkommen. Es wird nur einige wenige Begriffe geben, die Sie vielleicht neu lernen müssen. Und selbst diese werden Ihnen bald vertraut und wie selbstverständlich erscheinen. Darin liegt die Größe dieser Heilkunst. Ihr Wissen ist zeitlos, jeder kann es zu jeder Zeit an jedem Ort und zu seinem eigenen Vorteil anwenden. Als die großen Seher und Weisen, die *Rishis* und *Maharishis*, vor Tausenden von Jahren in ihren tiefen Meditationen die Prinzipien des Ayurveda schauten, haben sie nichts anderes erkannt als die Naturgesetze, die Mensch, Natur und Kosmos seit Urzeiten regieren. Sie nannten es den *Veda* – reines Wissen, die stille Intelligenz der Natur, die auf geheimnisvolle Weise die Ordnung im Universum aufrechterhält. Dieses Urwissen der Menschheit ruht tief in unseren Herzen und stellt uns in jedem Augenblick die Grundlage für Gesundheit, Glück und ein langes, erfülltes Leben zur Verfügung.

Ayurveda ist einfach und deshalb wirksam. Als wir westlichen Ärzte begannen, den Maharishi Ayurveda, die moderne und wieder vollständige Anwendung der ayurvedischen Heilkunst, in unsere Praxen zu integrieren, waren wir überrascht von der Effektivität der meist sehr einfachen Rezepte und Empfehlungen, die unseren Patienten oft erstaunlich schnell und tief greifend halfen.

Dabei erinnere ich mich noch sehr gut an die ersten Ausbildungskurse. Einer unserer genialen Lehrer, Dr. Raju, hatte einige Mühe, das komplizierte Medizinparadigma von uns westlichen Ärzten zum Einsturz zu bringen. Aber er holte uns geduldig immer wieder zurück auf den gesunden Boden sehr simpler Grundregeln. Dennoch, Zweifel blieben. Was sollte das schon bewirken können: Ein halber Liter heißes Wasser, schluckweise über den Tag verteilt getrunken, scheinbar nur kleine Veränderungen in der Ernährungsweise chronisch Kranker, das eine oder andere einfache Rezept, ein Pflanzenheilmittel aus einigen Gewürzen und Heilkräutern? Konnte damit Kranken wirksam geholfen werden, die nach der Auffassung der modernen Medizin kaum oder nur schwer geheilt werden konnten? Nun – wir mussten es bei aller Skepsis ausprobieren und wurden eines Besseren belehrt. Gerade die einfachen Tipps erwiesen sich meist als die hilfreichsten Heilmittel.

Die wichtigsten und bewährtesten dieser wirksamen Tipps verrate ich Ihnen in diesem Ratgeber! Er ist bewusst einfach und verständlich gehalten, kurz und prägnant formuliert und praktisch konzipiert – ein Buch zum Nachschlagen für den Hausgebrauch, das ohne große Vorkenntnisse Rat und Hilfe bei den am häufigsten vorkommenden Beschwerden und Krankheitsbildern anbietet.

Sie können also, wenn Sie möchten, sofort loslegen und direkt bei dem einen oder anderen Gesundheitstipp nachlesen. Es lohnt sich aber, wenigstens einige wenige Begriffe vorab zu klären, die im Text vorkommen und Ihnen ein besseres Verständnis der Hintergründe und Vorstellungen der ayurvedischen Heilkunst ermöglichen.

Wenn Sie tiefer in das Wissen und die Therapien des Maharishi Ayurveda einsteigen möchten, empfehle ich Ihnen eines der im Anhang genannten Bücher.

WICHTIGE AYURVEDISCHE BEGRIFFE

Die drei Doshas: Vata, Pitta und Kapha

Der Ayurveda versteht Mensch, Natur und Kosmos als eine untrennbare Einheit. Die grundlegenden Regelprinzipien, die sowohl die äußere Natur als auch die Natur unseres Geist-Körper-Systems steuern, werden *Doshas* genannt. Sie heißen *Vata*, *Pitta* und *Kapha*.

Vergleichen Sie diese Bioenergien mit den drei Grundtönen eines Akkords. Sind sie rein, dann ertönt ein harmonischer Dreiklang. Sind die Saiten dagegen verstimmt, entsteht Dissonanz. Übertragen auf unser Wohlbefinden heißt das: Wir fühlen uns *verstimmt*. Die Balance der Doshas, des Dreiklangs unserer Persönlichkeit, ist gleichbedeutend mit Gesundheit, Glück und Wohlbefinden, ausgewogener Energie, Lebensfreude und normaler Funktion aller Organe, also der Harmonie von Geist und Körper. Krankheit dagegen ist Ausdruck eines Ungleichgewichts der drei Doshas. Das Ziel der ayurvedischen Therapie ist, ein gestörtes Gleichgewicht wieder herzustellen oder durch vorbeugende Maßnahmen gar kein Ungleichgewicht entstehen zu lassen. Wie sich Störungen der Doshas äußern und wie Sie diese wieder in die Balance bringen können, erläutere ich zu Beginn der *Allgemeinen Gesundheits-Tipps* (siehe Seite 15–79).

Die Doshas bilden die Schnittstelle unserer eigenen mit der äußeren Natur. Es sind drei Schwingungsmuster, die allen Naturrhythmen zu Grunde liegen, den Tages- und Jahreszeiten, den verschiedenen Mondphasen, den Umläufen der Planeten um die Sonne, der ewigen Musik des Universums. In diesen Dreiklang der Natur stimmt auch unser Organismus ein, untrennbar verbunden mit den Rhythmen und Zyklen der Natur. Vata, Pitta und Kapha sind die drei Klangfarben unserer Persönlichkeit. Sie bestimmen daher auch unseren Konstitutionstyp, gleichzeitig passen sie sich aber auch in jedem Augenblick des Lebens den aktuellen Erfordernissen an. Es sind die von der Zeugung an festgelegten, aber gleichzeitig auch flexiblen Regelprinzipien unseres Geist-Körper-Systems.

Agni – das biologische Feuer

Lebende Wesen strahlen ein eigenes Licht aus. Ayurveda nennt dieses biologische Feuer *Agni*. Es ist das Feuer der Transformation, das energetische Prinzip der Verwandlung, das einen Zustand in einen anderen überführt. Im Körper finden wir Agni am stärksten wirksam als das Verdauungsfeuer. Es »brennt« in den Verdauungsorganen, in allen Zellen und in allen Körperbereichen, in denen Stoffe verarbeitet und umgewandelt werden. Agni ist ein überaus wichtiges ayurvedisches Prinzip, da Gesundheit, Energie und Wohlbefinden ganz entscheidend von seiner guten Funktionsweise abhängen. Zahlreiche ayurvedische Empfehlungen beziehen sich daher immer wieder darauf und stärken Stoffwechsel und Verdauung.

Ojas – die Glücksubstanz

In enger Beziehung zu Agni und zur Harmonie der Doshas steht *Ojas*, eine feinstoffliche Substanz, die den Zusammenhalt und die integrierte Funktionsweise des gesamten Organismus aufrechterhält. Gutes Ojas verleiht ein strahlendes, frisches Aussehen, Gesundheit, die Erfahrung von innerem Glück, ein stabiles Immunsystem und Schutz vor Krankheiten. Durch eine spirituell ausgerichtete Lebensweise, gesunde Ernährung, Heilpflanzen und Rasayanas (siehe Seite 43 f.) kann Ojas gestärkt und erhalten werden.

DIE THERAPIEN DES MAHARISHI AYURVEDA

Oberstes Prinzip aller Heilverfahren des Maharishi Ayurveda ist Wohlbefinden, die Harmonie von Geist und Körper, die Balance der Doshas, um ein gesundes Agni und ein gutes Ojas herzustellen. Dafür stehen heute wieder zahlreiche Ansätze zur Verfügung, von denen ich im Folgenden nur einige stichwortartig aufführe. Dem interessierten Leser empfehle ich eines der weiterführenden Bücher oder die Kurse, die von der Deutschen Gesellschaft für Ayurveda angeboten werden.

Bewusstsein

Das Bewusstsein des Menschen steht an erster Stelle aller Behandlungen und Maßnahmen: Gefühle, Erfahrungen, Denkweisen bestimmen nicht nur unser körperlich-geistiges Leben, sondern auch Erfolg und Glück. Transzendentale Meditation und andere vedische Übungen zur Erweiterung des Bewusstseins haben daher eine große Bedeutung für eine gute Gesundheit und ein harmonisches Leben.

Ansprechen der Sinne

Aromen, Farben und Musik sprechen die Sinne an, vedische Klangtherapien wirken auf der feinsten emotionalen Ebene und beleben die innere Intelligenz.

Heilkräuter und Rasayanas

Heilkräuter und Rasayanas stärken den Organismus, beugen Krankheiten vor und wirken verjüngend.

Ernährung

Ein ganz wesentlicher Ansatz des Maharishi Ayurveda ist natürlich eine ausgewogene und vollwertige *Ernährung* im Einklang mit Körperbau und Konstitution, Beruf, Lebensalter und Doshas.

Entspannung und Bewegung
Körper- und Atemübungen, Sport und Yoga halten Körper und Geist flexibel und bewahren vitale Energien.

Reinigung
Verschiedene Reinigungsverfahren, allen voran die Panchakarma-Therapie, befreien den Körper von schädlichen Ablagerungen, Schlackenstoffen und Umweltgiften.

Vedische Astrologie
Die vedische Astrologie *Jyotish* zeigt zeitbedingte Möglichkeiten, aber auch Grenzen auf.

Vedische Baukunst und Landwirtschaft
Heute werden umweltbewusstes Bauen und Städteplanung nach kosmischen Gesichtspunkten und die vedisch-organische Landwirtschaft eingesetzt, um die Wohnqualität zu optimieren, gesunde Nahrungsmittel zu erzeugen und auch im Ökosystem Gleichgewicht zu erzielen.

ALLGEMEINE GESUNDHEITS-TIPPS

GRUNDLEGENDE TIPPS ZUM BALANCIEREN DER DOSHAS

Die drei Doshas sind die drei Klangfarben unseres Geist-Körper-Systems. Jede Funktion des Organismus, sei sie noch so kompliziert oder vielschichtig, lässt sich letztlich auf eine der drei Grundregelkräfte der Natur zurückführen. Das bedeutet: Wenn wir die Doshas regulieren, dann balancieren wir unseren Körper und unser geistig-seelisches Befinden. Dies ist das einfache und wirksame Therapieprinzip der ayurvedischen Medizin!

Nun muss man nicht gleich nach Indien reisen und dort Ayurveda studieren (was ohnehin mit nicht zu unterschätzenden Schwierigkeiten verbunden ist), auch ist es nicht immer notwendig, einen ayurvedischen Arzt aufzusuchen. Bei vielen alltäglichen Gesundheitsproblemen und Anforderungen an die Leistungsfähigkeit von Geist und Körper helfen oft schon die einfachen Empfehlungen und Maßnahmen des Maharishi Ayurveda. Neben den ganz speziellen Tipps für die unterschiedlichsten Beschwerden gebe ich Ihnen daher nachfolgend einige grundlegende Empfehlungen zur Balancierung der Doshas, durch die Sie in die Lage versetzt werden, fit und gesund zu bleiben.

Die Rolle von Vata

Vata macht unser System lebendig, lässt uns durch die Sinne wahrnehmen und mit der Umwelt in Kontakt treten. Vata bedeutet Bewegung, Aktivität, geistig wie körperlich, Kommunikation, geistige Wachheit, Flexibilität und Schnelligkeit.

Ein Zuviel an Vata zeigt sich zum Beispiel in körperlicher und geistiger Unruhe, Nervosität, Schlafstörungen, Schmerzen, trockener Haut und Schleimhäuten, trockenem Stuhl (Verstopfung), Blähungen, Überempfindlichkeit der Sinne, Dünnhäutigkeit, Krämpfen, Rhythmusstörungen.

Erregtes Vata wird am besten beruhigt durch:
Regelmäßigkeit, Ruhe, Öl, Wärme, Flüssigkeiten, nahrhaftes Essen, konstruktive Lösung von Problemen.

So balancieren Sie Vata

- Gehen Sie früh zu Bett, am besten vor 22 Uhr, noch in der Kapha-Zeit des Abends, so nehmen Sie Stabilität und Ruhe mit in den Schlaf.
- Essen Sie regelmäßig, am besten immer zur gleichen Stunde und immer in Ruhe und mit Aufmerksamkeit. Nehmen Sie sich Zeit zum Essen. Essen Sie wie ein König und bleiben Sie nach dem Essen noch mindestens zehn Minuten sitzen (siehe allgemeine Essensregeln Seite 25 – 29).
- Nahrungsmittel mit der Geschmacksrichtung süß, sauer und salzig und warmes, öliges, nahrhaftes Essen beruhigen Vata am meisten.
- Regelmäßige Ölmassagen mit warmem Sesamöl oder Vata-Massageöl sind äußerst nervenberuhigend und tun vor allem Vata-Personen gut (siehe Tipps Seite 50 – 60).
- Trinken Sie Vata-Tee, verwenden Sie Vata-Churna und benutzen Sie ein Vata-Aromaöl (siehe Tipps Seite 39, 41, 47).
- Nehmen Sie sich Zeit für einen Morgenspaziergang, der Sie mit den Kräften des noch jungen Tages nährt.
- Hören Sie regelmäßig einige Minuten Gandharva-Musik (siehe Tipp Seite 67 – 69). Sie beruhigt und entspannt, schenkt inneren Frieden und Zuversicht.

- Wenden Sie *Pranayama*, die sanfte Atemtechnik, an. Sie beruhigt unmittelbar und führt dem Nervensystem Lebensenergie zu (siehe Tipp Seite 64 f.).
- Erlernen Sie Transzendentale Meditation. Sie schenkt tiefe Ruhe und Regeneration (siehe Tipp Seite 62 f.), schafft inneres Gleichgewicht und harmonisiert die Doshas.
- Ein einfaches Set an Yoga-Übungen hält Ihren Körper geschmeidig und beruhigt Vata (siehe Tipp Seite 66).

Das sollten Sie meiden:

- unregelmäßige Lebensführung
- Nachtwachen
- langes Arbeiten am PC, zu langes Fernsehen
- unnötige Aufregungen
- zu viel Rohkost, blähende Speisen wie Lauch, Zwiebel, Kohl, Kraut, frische Vollkornprodukte, Hefegebäck
- beim Essen Fernsehen, Zeitunglesen, Radiohören
- Fasten
- Arbeiten ohne Pausen
- nur einseitiges geistiges Arbeiten, ohne körperlichen Ausgleich zu suchen

Wenn Sie unsicher sind, ob bei Ihnen ein Vata-Ungleichgewicht vorliegt, sollten Sie einen im Maharishi Ayurveda ausgebildeten Arzt aufsuchen.

TIPP VATA-VITALGETRÄNK

Dieses Gewürzgetränk beruhigt Vata, besänftigt den Geist, entspannt und entkrampft, wirkt allgemein stärkend und schützt vor den Folgen von Alltagsstress. Die Gewürze lindern Blähungen, und die Ashwagandha-Wurzel pflegt die Nerven und schenkt Vitalität. Das enthaltene Süßholz ist ein Rasayana und Nerventonikum und stärkt das Immunsystem.

Dieser Tee eignet sich also besonders bei
- nervösen Störungen,
- unregelmäßiger oder gestörter Verdauung,
- Blähungen und auch
- Schwächezuständen.

So wird's gemacht:

1/2 TL ganzer Kreuzkümmel-Samen
1/2 TL ganzer Koriander-Samen
1/2 TL ganzer Fenchel-Samen
3 Prisen Ashwagandha-Wurzelpulver
1 Prise Süßholz-Wurzelpulver (aus der ganzen Wurzel)

Kochen Sie einen Liter Wasser auf, geben Sie die Gewürze hinzu und lassen Sie das Ganze etwa fünf bis zehn Minuten abgedeckt ziehen. Danach abseihen und in einer Thermoskanne warm halten. Trinken Sie diese Menge gut warm über den Tag verteilt. Warme Getränke sind grundsätzlich besser, gestörtes Vata ins Gleichgewicht zu bringen.

Die Rolle von Pitta

Pitta erzeugt die Energie und die Wärme in unserem Körper und steuert alle Verbrennungsvorgänge in den Verdauungsorganen, Zellen und Geweben. Pitta bedeutet Wärme, Stoffwechsel, Durchblutung, Temperament, Energie, Dynamik.

Ein Zuviel an Pitta äußert sich in Hitze, Brennen, Schwitzen, Entzündung, Aggression, Geschwüren, Durchfällen, Haarausfall, Hautrötungen und roten Hautausschlägen, Störungen von Leber und Galle usw.

Überhitztes Pitta wird am besten ausgeglichen durch:
Kühlende Nahrung und Anwendungen, süße, herbe und bittere Lebensmittel und Heilpflanzen, Bewahren eines kühlen Kopfes.

So balancieren Sie Pitta

- Gehen Sie noch vor der Pitta-Zeit der Nacht zu Bett (vor 22 Uhr).
- Essen Sie regelmäßig in Ruhe und vermeiden Sie alle Stimulanzien (Kaffee, Schwarztee, Alkohol, Nikotin, Aufputschmittel).
- Nahrungsmittel mit der Geschmacksrichtung süß, herb und bitter und warme oder kühle sowie sättigende Speisen beruhigen Pitta am meisten.
- Regelmäßige Ölmassagen mit Kokosöl oder Pitta-Massageöl wirken zu sehr angeregtem Pitta entgegen und tun vor allem Pitta-Personen gut (siehe Tipps Seite 50 – 59).
- Trinken Sie Pitta-Tee, verwenden Sie Pitta-Churna und benutzen Sie ein Pitta-Aromaöl (siehe Tipps Seite 39, 42, 47).
- Nehmen Sie sich Zeit für einen Morgenspaziergang, der Sie mit den Kräften des noch jungen Tages nährt und Sie einen kühlen und klaren Geist bewahren lässt.

- Erlernen Sie Transzendentale Meditation. Sie schenkt tiefe Ruhe und Regeneration (siehe Tipp Seite 62 f.), schafft inneres Gleichgewicht und harmonisiert die Doshas.
- Ein einfaches Set an Yoga-Übungen hält Ihren Körper geschmeidig, beruhigt (siehe Tipp Seite 66) und bewahrt die Balance der Doshas.

Das sollten Sie meiden:
- unregelmäßige Lebensführung
- nach 22 Uhr wieder aktiv werden
- hitzige Diskussionen und unnötige Aufregungen
- zu viel scharfes, saures und salziges Essen, Ketchup, Sauermilchprodukte, künstlich aromatisierte, mit Konservierungsstoffen versetzte Speisen, Fisch und alle Meerestiere, rotes Fleisch, Tomaten, Paprika, Zwiebeln und Knoblauch und zu heiße Speisen und Getränke
- beim Essen Fernsehen, Zeitunglesen, Radiohören
- Fasten
- zu dominantes Verhalten
- nur einseitiges geistiges Arbeiten, ohne körperlichen Ausgleich zu suchen

TIPP PITTA-VITALGETRÄNK

Pitta-Typen neigen zu körperlicher und mentaler Überhitzung, brauchen also oft ausgleichende Kühlung! Die Sarsaparilla-Wurzel reinigt das Blut, wirkt Entzündungen (Pitta) entgegen, stärkt dabei aber Agni, das Verdauungsfeuer, sodass Nahrung besser verdaut werden kann und weniger Toxine (Ama) entstehen, die ihrerseits Reizzustände in Geist und Körper, auch Entzündungen, verursachen, also Pitta erhöhen können. Die in Indien heimische Heilpflanze beruhigt außerdem die Nerven. Das tut den oft auch psychisch überreizten Pitta-Hitzköpfen gut. Sie wirkt außerdem harntreibend und hilft dadurch, Entzündungsstoffe, wie die Harnsäure, abzuleiten. Kreuzkümmel beruhigt die Nerven, bindet Darmtoxine und reguliert die Darmflora. Süßholz kühlt und stärkt, Fenchelfrüchte und Koriander-Samen kühlen Pitta und gleichen Vata aus.

Das Pitta-Vitalgetränk eignet sich besonders
für Menschen,

- die sich schnell emotional erhitzen oder auch an
- körperlichen »Hitzestörungen«, zum Beispiel Beschwerden in den Wechseljahren, entzündlichen Hautausschläge etc. leiden.
- Zusätzlich reguliert es die Darmflora und
- leitet Harnsäure aus.

So wird's gemacht:

2 Prisen indisches Sarsaparilla-Wurzelpulver
1/4 TL Kreuzkümmel-Samen
2 Prisen Süßholz-Wurzelpulver
1/2 TL Fenchelfrüchte
1/2 TL Koriander-Samen

Das Ganze in einen Liter kochendes Wasser geben, fünf bis zehn Minuten abgedeckt ziehen lassen, abseihen und auf Raumtemperatur abkühlen lassen. Trinken Sie diese Menge tagsüber in Ruhe.

Die Rolle von Kapha

Kapha verleiht Stabilität und Ausdauer, gibt dem Körper, seinen Zellen und Organen die Form und Gestalt und regelt den Flüssigkeitshaushalt im Organismus. Kapha bedeutet Feuchtigkeit, Körperfülle, Stärke und Festigkeit, Ruhe, Ausdauer, langfristiges Denken und Handeln.

Ein Zuviel an Kapha äußert sich in körperlicher und geistiger Trägheit, Schweregefühl, Übergewicht, Wasseransammlungen, übermäßiger Schleimbildung, Anfälligkeit für Erkältungskrankheiten, Allergien, Diabetes, hohen Blutfettwerten usw.

Übermäßiges Kapha wird am besten normalisiert durch:
Leichte und leicht verdauliche Speisen, scharfe, herbe und bittere Nahrungsmittel und Heilpflanzen, Fasten, warmes, gut gewürztes Essen, heiße Getränke, körperliche Bewegung und anregende geistige Aktivität.

So balancieren Sie Kapha

- Stehen Sie früh auf, noch vor der Kapha-Zeit des Morgens (also vor 6 Uhr).
- Fasten Sie oder essen Sie nur leichtes, bekömmliches Essen unterhalb des Sättigungspunktes.
- Nahrungsmittel mit der Geschmacksrichtung scharf, herb und bitter und warmes, gut gewürztes Essen verringern Kapha am besten.

- Trockenmassagen oder Ölmassagen mit Sesamöl oder Kapha-Massageöl reduzieren Kapha und tun vor allem Kapha-Personen gut (siehe Tipps Seite 50–59).
- Trinken Sie Kapha-Tee, verwenden Sie Kapha-Churna und benutzen Sie ein Kapha-Aromaöl (siehe Tipps Seite 39, 42, 48).
- Trinken Sie regelmäßig heißes Wasser (siehe Tipp Seite 30–33).
- Treiben Sie regelmäßig und intensiv Sport.
- Erlernen Sie Transzendentale Meditation. Sie schenkt tiefe Ruhe und Regeneration (siehe Tipp Seite 62 f.), schafft inneres Gleichgewicht und harmonisiert die Doshas.
- Ein einfaches Set an Yoga-Übungen hält Ihren Körper geschmeidig, balanciert die Körpergewebe (siehe Tipp Seite 66) und bewahrt die Harmonie der Doshas.

Das sollten Sie meiden:

- eine langweilige oder träge Lebensweise
- zu lange in den Tag hineinschlafen
- depressives Gedankengut
- fettes und schweres Essen, Zwischenmahlzeiten, süßes, saures und salziges Essen, zu viel Brot, Süßwaren, Milchprodukte, Fleisch, Wurstwaren, nahrhafte Getränke (Bier, Milch, Malzgetränke)
- beim Essen Fernsehen, Zeitunglesen, Radiohören
- Schlafen nach dem Essen
- Bewegungsmangel

TIPP KAPHA-VITALGETRÄNK

Zu viel Kapha führt zur Trägheit, geistig wie körperlich. Wenn Sie sich schwer und müde fühlen, an Übergewicht leiden oder einfach etwas entschlacken wollen, dann eignet sich der Kapha ausgleichende Gewürztee. Er kann auch von primär Vata-belasteten Übergewichtigen getrunken werden. Ingwer stärkt das Verdauungsfeuer, reinigt, erfrischt und belebt. Basilikum klärt den Geist, beseitigt überschüssigen Schleim in den Atemwegen, regt die Schweißbildung und damit die Ausscheidung über die Haut an und aktiviert ebenfalls Agni, das Feuer des Stoffwechsels und der Verdauung. Auch Nelken erwärmen und reinigen, Kreuzkümmel beruhigt den Darm und stärkt dessen Flora, und Süßholz ist auch hier wiederum ein Tonikum.

Dieses Vitalgetränk
- belebt und regt den Stoffwechsel an,
- klärt den Geist,
- befreit von Schleim in den Atemwegen,
- aktiviert die Ausscheidungen über die Haut und
- stärkt das Verdauungssystem.

So wird's gemacht:

2 dünne Scheiben frische Ingwerwurzel
2 Basilikumblätter
2 ganze Nelken
1/2 TL ganzer Kreuzkümmel-Samen
2 Prisen Süßholz-Wurzelpulver

Die Zutaten in einem Liter kochendem Wasser fünf bis zehn Minuten ziehen lassen, in einer Thermoskanne warm halten und über den Tag verteilt schluckweise nach den Mahlzeiten trinken.

AYURVEDISCHE TIPPS FÜR EINE GESUNDE ERNÄHRUNG

Die ayurvedischen Ernährungsregeln

Nur gesunde, vollwertige Nahrung fördert das (geistige und körperliche) Wachstum einer Person, ungesundes Essen dagegen ist die Ursache von Krankheiten. Vollwertig und gesund ist Nahrung dann, wenn sie das Gleichgewicht der Körpergewebe aufrechterhält oder wiederherstellt.

Charaka Samhita, Sutrasthana XXV, 31, 33

Auch ohne spezielle Kenntnisse der ayurvedischen Küche und des typgerechten Kochens und Essens können Sie wesentlich von einer sehr einfachen Umstellung der Ernährung profitieren. Wenn Sie mehr über die spezielle ayurvedische Ernährungsweise wissen und schmackhafte Kochrezepte ausprobieren möchten, dann empfehle ich Ihnen mein Buch *Die köstliche Küche des Ayurveda.*

Die allgemeinen ayurvedischen Essensregeln

- schenken Ihnen mehr Leistungsfähigkeit und geistige und körperliche Frische,
- verbessern Ihr Wohlbefinden und
- beseitigen eine Vielzahl von Alltagsbeschwerden wie Müdigkeit nach dem Essen, Völlegefühl, Blähungen, Stuhlunregelmäßigkeiten, Infektanfälligkeit oder Hautunreinheiten.

Das sollten Sie beachten:

1. Essen Sie in Ruhe, im Sitzen und genießen Sie die Speisen. Arbeiten, lesen oder fernsehen Sie nicht beim Essen.

2. Essen Sie nur dann, wenn die vorherige Mahlzeit vollständig verdaut wurde (in der Regel nach drei bis sechs Stunden). Vermeiden Sie also Snacks zwischendurch.
3. Die Hauptmahlzeit sollte mittags (nicht abends) sein.
4. Allgemein sollte das Essen ausgewogen sein, alle Nährstoffe und alle sechs Geschmacksrichtungen enthalten (süß, sauer, salzig, scharf, bitter, herb). Lernen Sie deshalb die Kunst des Würzens.
5. Vermeiden Sie abends tierisches Eiweiß, also Fleisch, Wurst, Käse, Fisch, Eier, Joghurt und Quark. Diese Nahrungsmittel sind schwer verdaulich und belasten im Schlaf Ihren Erholung suchenden Organismus.
6. Erhitzen Sie Honig nicht über 40 Grad und verwenden Sie ihn nicht zum Kochen.
7. Vermeiden Sie eiskalte Nahrung und Getränke. Sie schwächen die Verdauungskraft. Bevorzugen Sie heißes Wasser, Tees oder Säfte.
8. Gönnen Sie sich ein paar Minuten ruhigen Sitzens nach dem Essen, bevor Sie sich wieder Ihrer Tätigkeit zuwenden.
9. Bereiten Sie Ihr Essen frisch und bekömmlich zu. Es sollte gut riechen und schmecken und alle Sinne erfreuen. Vermeiden Sie unverträgliche Speisenkombinationen wie Milch mit Fisch oder Milch mit Obst, Gemüse oder Fleisch (siehe Seite 204). Bevorzugen Sie Nahrung aus biologischem Anbau.
10. Die besten Wirkungen hat das Essen, wenn es von einem gut gelaunten, ausgeglichenen Koch in angenehmer Umgebung zubereitet wurde.

Einige dieser Empfehlungen, wie zum Beispiel der Verzicht auf Zwischenmahlzeiten, werden für Sie vermutlich neu sein. Deshalb werde ich sie im Folgenden etwas näher erläutern:

Atmosphäre beim Essen (Punkt 1, 8): Beginnen Sie mit dem Essen erst, nachdem Sie innerlich etwas zur Ruhe gekommen sind. Stehen Sie während des Essens nicht mehr auf. Dabei hilft Folgendes: Stellen Sie alles auf den Tisch, was Sie selbst und (erfahrungsgemäß) Ihre Tischpartner verlangen. Warten Sie dann eine oder zwei Minuten, bis Sie sich den Teller füllen und zu essen beginnen. Schließen Sie vielleicht sogar die Augen für einige Augenblicke, bis sich die Gedanken und Emotionen etwas beruhigt haben. Auch die Atmosphäre während der Mahlzeiten ist ein ganz wesentlicher Schlüssel für eine gute Verdauungskraft. *Wie* wir essen, hat eine mindestens genau so starke Wirkung auf unsere Gesundheit wie das, *was* wir essen! Alle Verdauungsvorgänge werden durch das beeinflusst, was wir im Moment des Essens denken, tun und fühlen. Von Adi Shankara, dem berühmten vedischen Weisen, stammt der Satz: *Du wirst zu dem, was du siehst.*

Im übertragenen Sinne heißt das: Alles, was wir mit den Sinnen wahrnehmen, metabolisieren wir. Verdauung ist nicht nur auf das beschränkt, was wir essen, sondern schließt alles ein, was wir in uns aufnehmen: Bilder, Eindrücke, Informationen, Geräusche oder Musik, Gerüche und Berührung. Jede Sinnerfahrung und jedes Gefühl, so sagt auch die moderne medizinische Forschung, finden ihren Ausdruck in der Biochemie des Körpers. Gedanken und Gefühle werden zu Molekülen, zu Botenstoffen des Bewusstseins, die körperliche und psychische Veränderungen bewirken.

Verzicht auf Zwischenmahlzeiten (Punkt 2): Die Schulmedizin empfiehlt fünf bis sieben kleinere und vor allem obst- und gemüsereiche Mahlzeiten. Diese Empfehlung führt bei vielen Menschen zu Verdauungsstörungen, vor allem Blähungen, Müdigkeit, Verschleimung, Steifigkeit, allesamt Beschwerden, die aus ayurvedischer Sicht aus unvollständiger und fehlerhafter Verdauung, gemeint ist »Verbrennung« und Verwertung von Nahrung, resultieren. Wenn wir essen, bevor wir die vorangegangene Mahlzeit vollständig verdaut haben, entsteht *Ama* (siehe Punkt 5), und das Verdauungsfeuer Agni wird gestört und geschwächt. Beschränken Sie sich daher auf drei bis maximal vier Mahlzeiten am Tag und entlasten Sie Ihren Verdauungsstoffwechsel durch das milde Fasten zwischen den Mahlzeiten. Wenn Sie häufigeres Essen gewohnt sind, wird es vielleicht einige Tage dauern, bis sich Ihr Organismus umgestellt hat. Trinken Sie vor allem in dieser Umstellungsphase warme Getränke, bei Hungergefühl einen Obstsaft oder auch Vata-Tee, der beruhigt und mild sättigt, da er unter anderem Süßholzwurzel enthält, die vor allem das Verlangen nach Süßem stillt.

Verwendung von Gewürzen (Punkt 4): Gewürze stärken die Verdauungskraft, sie sind sozusagen konzentriertes Agni, das schon beim Kochvorgang und vor allem während der Verdauung frei wird. Gewürze sind die unverzichtbaren Stimulatoren der Verdauungsdrüsen und katalysieren die Umwandlung von Nahrung in Körperbausteine durch die Enzyme und Verdauungssäfte. Jeder Geschmack (süß, sauer, salzig, scharf, bitter und herb) regt eine bestimmte Verdauungsdrüse an und stärkt ihre Funktionen. Und Gewürze und Gewürzkräuter enthalten wertvolle gesundheitsfördernde Wirkstoffe: Vitamine, Mineralstoffe und Spurenelemente, Bitter-, Scharf- und Gerbstoffe, die den Körper reinigen, ätherische Öle, die zum Teil stark antibiotisch wirken, und zwar selektiv gegenüber krank machenden Keimen, während die natürliche Darm- und Körperflora gestärkt wird. In Gewürzen finden sich auch Bioflavonoide, die gegen Freie Radikale schützen, Entzündungen entgegenwirken und das Immunsystem stärken.

Verzicht auf tierisches Eiweiß am Abend (Punkt 5): Dazu gehören Fleisch, Wurst, Käse, Fisch, Eier und Joghurt. Solch schwer verdauliches Essen erzeugt in der relativen Stoffwechselruhe der Nacht Gärungs- und vor allem Fäulnisgifte, die dann tagsüber zu Blähungen und Unwohlsein führen. Die moderne Medizin hat solche Verdauungsfehlprodukte, die der Ayurveda mit dem Sammelbegriff *Ama* bezeichnet, biochemisch als Kadaverine, Putriszine oder Spermidine identifiziert, die Sie sofort vermeiden können, wenn Sie Ihre Kost am Abend etwas umstellen. Bevorzugen Sie leicht verdauliche und den Stoffwechsel und Schlaf nicht belastende Speisen. Das sind vor allem schmackhafte Suppen (zum Beispiel Nudel-, Tomaten-, Kartoffel-, Gemüsesuppen), Brei, Nudel- und Reisgerichte, gedünstetes Gemüse oder leichtes Brot mit vegetarischem Belag. Wenn Sie Milch mögen und vertragen, dann sind auch Milchreis, Grieß- oder andere Getreidebreie bekömmlich (besonders von Kindern geliebt).

TIPP ENTSCHLACKEN MIT HEISSEM WASSER

Das Trinken kleiner Mengen lang abgekochten heißen Wassers gehört zu den einfachsten und gleichzeitig wirkungsvollsten Anwendungen des Maharishi Ayurveda. Die Heißwasser-Trinkkur

- reinigt den Körper von innen,
- lässt die Haut frischer aussehen und fördert deren Durchblutung (auch Hautkrankheiten heilen schneller ab),
- beruhigt und stabilisiert bei Nervosität und Abgespanntheit,
- hilft bei Darmstörungen wie Aufstoßen, Blähungen, Verstopfung,
- lindert Gelenk-, Rücken- und Nackenschmerzen,
- entwässert und ist auch bei Nierenausscheidungsschwäche hilfreich (da mit 0,5 Liter die Trinkmenge insgesamt gering ist, wird die Niere nicht belastet, aber zur Ausscheidung angeregt),
- hilft bei trockenem Fieber, indem es die Schweißabsonderung fördert (schlückchenweise in ganz kurzen Abständen trinken, bis die Schweißbildung eintritt).

So wird's gemacht:
Etwa 0,75 Liter gutes Leitungs- oder Quellwasser oder stilles Mineralwasser zehn bis 15 Minuten bei offenem Topf kochen. Es soll während des ganzen Kochvorganges sprudeln und abdampfen können. Wenn Sie einen Wasserkocher verwenden, einfach den Deckel offen lassen, der Thermostat, der sich im Deckel befindet, schaltet dann nicht ab.

Nach dem Abkochen noch zwei bis drei Minuten stehen lassen, damit sich der gelöste Kalk absetzen kann. Erst dann in eine Thermoskanne füllen und für den Tagesbedarf warm halten.

Das so zubereitete Wasser gut warm (so wie Tee) in kurzen Abständen (etwa halbstündlich) und in eher kleinen Mengen (jeweils etwa zwei bis drei Schlucke – bei großem Durst aber nach Bedarf und Verlangen auch mehr) über den Tag verteilt trinken.

Das regelmäßige Trinken von heißem Wasser ist im westlichen Kulturkreis nicht üblich, sodass sich häufig weiterführende Fragen zur praktischen Durchführung und zu den Hintergründen ergeben. Diese möchte ich im Folgenden komprimiert beantworten:

Reines Wasser ohne Zusätze/lange Kochzeit: Reines Wasser hat nahezu keinen Eigengeschmack. Während einer solchen Trinkkur wird also die Geschmackswahrnehmung der Zunge geschult, die ja sonst immer mit Geschmacksstoffen »zugedeckt« wird und durch Ess- und Trinkgewohnheiten abstumpft (denken Sie an Südländer, die sehr scharf essen können, da sich ihre Zunge an die scharfen Gewürze gewöhnt hat). Das heiße Wasser wirkt wie eine weiße Leinwand, vor der Ihre Zunge wieder lernt, subtilere Nuancen von Speisen und Getränken zu unterscheiden. Wenn Sie das heiße Wasser vorschriftsmäßig trinken, werden Sie schon nach wenigen Tagen eine deutliche Verfeinerung Ihrer Geschmackswahrnehmung spüren. Die Speisen schmecken intensiver, und Sie werden wesentlich klarer spüren, nach welchen Nahrungsmitteln Ihr Körper verlangt beziehungsweise, welche er meiden möchte. Die Zunge meldet dem Verdauungssystem aber nicht nur, mit welchen Stoffen es sich auseinandersetzen muss, sondern hat offensichtlich auch mit dem »Geschmack« an sich zu tun. Das betrifft also unsere allgemeinen und speziellen Vorlieben und Abneigungen, das, was wir als den vermeintlich guten oder schlechten Geschmack zum Beispiel in Bezug auf Kleidung, Kunst oder Literatur bezeichnen.

Durch das lange Kochen (mindestens zehn Minuten oder länger) verändern sich die physikalischen Eigenschaften von Wasser. Die molekularen Bindekräfte lockern sich, es wird weich und bekommt einen leicht süßen Geschmack. Dadurch wirkt es einerseits beruhigend auf Vata, während es gleichzeitig aufnahmefähig für wasserlösliche Ablagerungen im Körper wird und auf diese Weise ausleitet und reinigt.

Andere Getränke: Das heiße Wasser ersetzt nicht andere Getränke wie Tee, normales Trinkwasser oder Säfte, sondern ergänzt diese für einen begrenzten Zeitraum als Reinigungsmaßnahme. Ingwertee (siehe Tipp Seite 97) ersetzt wiederum nicht die Trinkkur mit reinem heißen Wasser ohne Zusatz. Dieses hat eigene Wirkungen.

Kurdauer: In der Regel einige Tage bis einige Wochen oder auch phasenweise, zum Beispiel in Zeiten besonderer körperlicher oder geistiger Beanspruchung, während oder zur Vorbeugung einer Erkältungskrankheit oder zur Entschlackung im Frühjahr und Herbst, auch in Verbindung mit Fastenkuren.

Bodensatz: Durch das lange Kochen setzen sich Wasserbestandteile als Bodensatz ab. Es handelt sich hauptsächlich um Kalk. Der Bodensatz soll nicht mit in die Thermoskanne aufgenommen werden, also nicht getrunken werden.

Pitta-Typen/empfindlicher Magen: Pitta-betonte Menschen vertragen zu heiße Speisen und Getränke oft nicht gut. Zu heiße Getränke können bei magenempfindlichen Personen Beschwerden verursachen oder verstärken. Also: In dem einen wie dem anderen Falle das Wasser nur warm, keinesfalls kochend heiß trinken.

Belegte Zunge/flaues Gefühl: Meist stellen sich mit Beginn der Kur vermehrtes Wohlbefinden, mehr Frische und Klarheit in Geist und Körper ein. Durch das häufige Trinken von heißem Wasser werden aber sehr wirkungsvoll die unterschiedlichsten Toxine aus dem Verdauungstrakt und Stoffwechsel, die wir im Ayurveda als *Ama* bezeichnen, freigesetzt, abgebaut und ausgeschieden. Das kann anfangs Symptome erzeugen, wie man sie auch vom Heilfasten kennt: belegte Zunge, Mundgeruch, flaues Gefühl im Magen, leichte Übelkeit. Sie können die Trinkkur natürlich ganz individuell dosieren, falls solche Entschlackungsanzeichen auftreten sollten. Verringern Sie die Trinkmenge oder die Häufigkeit des Trinkens und unterstützen Sie diesen Reinigungsprozess durch eine leichte, vorzugsweise vegetarische Diät, Bewegung in frischer Luft und ausreichend Schlaf.

Geschmacksbeurteilung: Sollte das vorschriftsmäßig abgekochte Wasser unangenehm schmecken, so kann dies zwei Gründe haben: Es kommt bei Heilwässern vor, dass sich durch das Abkochen die Mineralzusammensetzung verschiebt, zum Beispiel der Schwefelanteil wesentlich zunimmt, während flüchtige Bestandteile, wie Chlor, Bor oder andere Halogene, aus dem Wasser entfernt werden. Dadurch kann es zu Geschmacksveränderungen kommen, die wir als unangenehm empfinden. Solche Wässer sollte man nicht trinken!

Eine zweite Möglichkeit besteht darin, dass durch eine ungesunde Lebensweise, zum Beispiel durch Rauchen oder häufiges Trinken von Alkohol, der Geschmackssinn verfälscht ist und daher das neutrale Wasser unangenehm zu schmecken scheint. In Wahrheit registriert der Patient aber die ungesunden Stoffe im Körper oder den Geschmack des Zungenbelages vor dem Hintergrund des neutralen Wassergeschmackes. Das verliert sich aber mit zunehmender Trinkhäufigkeit. Es empfiehlt sich daher, anfangs mit geringen Mengen heißen Wassers zu beginnen und auch seltener zu trinken, bis sich eine zunehmende Normalisierung einstellt.

TIPP KOCHEN UND HEILEN MIT GHEE

Butterschmalz gilt in der ayurvedischen Küche als Lebenselixier und Verjüngungsmittel. Es ist leichter verdaulich als Butter und andere Fette. Das im Ayurveda gebräuchliche Wort für Butterreinfett ist *Ghee* (sprich Ghie). Übrigens heißt es richtig *der* Ghee, also Maskulinum, die sächliche Form ist allerdings so geläufig geworden, dass wir es dabei belassen. Das Wort kommt aus dem Hindi. Im Sanskrit, also der eigentlichen Sprache des Ayurveda, heißt zerlassene Butter dagegen *ghrita.*

Ghee besteht im Gegensatz zu Pflanzenölen überwiegend aus den kurzkettigen, gesättigten Fettsäuren. Anders als Butter wird es nicht ranzig, oxidiert also nicht und bildet somit unter Luftsauerstoff und in Gegenwart von Sauerstoff in den Zellen keine Freien Radikale. Richtig zubereitet und verwendet

- stärkt Ghee die Verdauungsorgane,
- macht die Speisen bekömmlicher,
- intensiviert ihren Geschmack und
- bewahrt auch deren Vitamin- und Vitalstoffgehalt.
- Ghee enthält selbst die Vitamine A, E, Niacin und die Mineralstoffe Natrium, Calcium, Phosphor, Magnesium und Eisen.
- Ghee wirkt entgiftend. Es kann fettlösliche Umwelt- und Körpergifte binden und ausleiten helfen.
- Ghee stärkt, innerlich eingenommen und auch äußerlich angewendet, die Sehkraft.
- Ghee ist darüber hinaus ein ideales Transportmedium für fettlösliche Vitamine, Mineralstoffe und Spurenelemente zur Aufnahme in den Körper.

Gutes Ghee herzustellen ist denkbar einfach, erfordert jedoch etwas Zeit und Aufmerksamkeit. Da es lange haltbar ist, können Sie sich einen größeren Vorrat anlegen. Beginnen Sie aber bei der erstmaligen Zubereitung mit einer kleineren Menge, um die bei jedem Herd etwas unterschiedliche Kochzeit abzuschätzen.

So wird's gemacht:
500 Gramm frische, hochwertige Butter (wenn möglich ungesalzen, ungefärbt) in einem Topf bei mittlerer Hitze zum Sieden bringen. Sobald sich Schaum an der Oberfläche bildet, auf *kleinste Flamme* zurückschalten und ohne Deckel weiter sieden lassen. Von Zeit zu Zeit den Überstand abschöpfen. Das während des Köchelns entstehende Geräusch zeigt an, dass noch Wasser vorhanden ist, das durch Weiterkochen noch entfernt werden muss. Andernfalls ist das Ghee nicht rein und wird nach einiger Zeit ranzig. Sieden Sie die flüssige Butter also nur so lange, bis kein Geräusch mehr zu hören ist und alles Wasser verdampft ist. Genau in dem Moment, in dem die Geräusche versiegen, müssen Sie das Ghee sofort vom Herd nehmen, da es sonst bereits anbrennt. Es sollte goldgelb sein und nussig-aromatisch duften, aber nicht einbräunen. Für 0,5 Kilo liegt die Kochzeit je nach Herdhitze etwa bei 30 bis 60 Minuten, für zwei Kilo benötigt es unter Umständen zwei Stunden und mehr.

Wenn Sie nur eine dreistufig schaltbare Herdplatte besitzen, ist die kleinstmögliche Einstellung meist immer noch zu heiß, sodass Ihr Ghee zu schnell heiß wird und anbrennt. In diesem Fall ist es zweckmäßig, den Herd zwischenzeitlich kurzzeitig auszuschalten. Außerdem können Sie durch leichtes Kippen des Topfes am Bodensatz prüfen, ob es an der Zeit ist, das Ghee vom Herd zu nehmen, nämlich dann, wenn sich eine leichte Bräunung zeigt.

Das fertige Ghee durch ein feines Haarsieb in ein sauberes Einweckglas oder einen Steintopf gießen und unbedeckt an einem kühlen Platz kalt und fest werden lassen. Kühl und abgeschlossen, aber nicht im Kühlschrank lagern. Für den täglichen Gebrauch eine kleinere Menge in ein verschließbares Töpfchen oder Glas abfüllen.

Ghee als Heil- und Hausmittel

Ghee wird nicht nur zum Kochen verwendet. Es ist darüber hinaus eine ganz wichtige Ausgangssubstanz ayurvedischer Kräuterpräparate. Dazu gehört zum Beispiel das bekannte Maharishi Amrit Kalash (siehe Tipp Seite 43f.), eines der besten Rasayanas für Vitalität, Immunität und Verjüngung.

Ghee können Sie aber auch als nützliches Hausmittel für unterschiedliche Beschwerden verwenden, die vor allem mit zu stark angeregtem Pitta zu tun haben:

- zum Einreiben bei entzündeter Haut (siehe Tipp Seite 114),
- als kühlendes und kräftigendes Augenbad bei überreizten Augen (siehe Tipp Seite 140 f.) und – innerlich eingenommen – bei verschiedenen Sehstörungen (siehe Tipp Seite 140),
- als Einreibung gegen trockene Nase (siehe Tipp Seite 229 f.),
- als kühlende und heilende Paste nach Verbrennungen,
- als Pastengrundlage zusammen mit Kurkuma gegen Herpes (siehe Seite 177 f.) oder entzündliche Akne (siehe Tipp Seite 119),
- als sanfte und beruhigende Einreibung an den Fußsohlen bei Schlafstörungen oder Nervosität (siehe Seite 239 f.) oder auch
- vor dem Essen innerlich genommen, um zu starken Appetit zu stillen, wenn man Gewicht verlieren möchte (siehe Seite 260 ff.).

TIPP LASSI – EIN AYURVEDISCHES HEILGETRÄNK

Lassi, das erfrischende Joghurtgetränk, ist ein »Klassiker« der indischen Küche und ein wertvolles ayurvedisches Heilmittel – *Takra* genannt –, das man am besten in kleinen Schlucken zum oder nach dem Mittagessen trinkt. Lassi hat viele Vorzüge, es

- ist leicht verdaulich und hilft gegen Stuhlträgheit,
- fördert eine gesunde Darmflora, denn es enthält milchsäurevergärende Bakterien, die eine zentrale Rolle für das Immunsystem des Darmes spielen,
- reguliert die Doshas,
- versorgt den Körper mit Calcium, Eiweiß und B-Vitaminen, vor allem dem B_{12}, das nur von Bakterien synthetisiert wird und bei vegetarischer Ernährung sonst nur eingeschränkt zu erhalten ist.

So wird's gemacht:
Für vier Personen 0,5 Liter frischen, milden und qualitativ hochwertigen Biojoghurt (rechtsdrehende Kulturen) ohne Konservierungsstoffe und Bindemittel je nach Verdauungskraft und erwünschter Konsistenz mit stillem Mineralwasser oder gutem Leitungs- oder Quellwasser auf die zweifache oder auch bis zu achtfache Menge verdünnen. Je dünnflüssiger das Lassi ist, umso leichter verdaulich ist es und umso kühlender wirkt es, im Gegensatz zu unverdünntem Joghurt, der auch erhitzende Eigenschaften besitzt und daher bei Entzündungskrankheiten (zum Beispiel Neurodermitis) vermieden werden sollte.

Am besten bereits beim Zugießen von Wasser den Joghurt mit einem Schneebesen oder mit dem Mixer schlagen. So lange mixen, bis alle Klümpchen verschwunden sind und das Getränk leicht schaumig wird. (Haben Sie den Joghurt aus frischer und fetter

Milch selbst hergestellt, kann beim Schlagen eine butterähnliche Schicht an der Oberfläche entstehen, die abgeschöpft wird.)

Dieses Lassi-Basisgetränk kann nun nach Belieben süß, salzig oder scharf gewürzt werden (siehe Tipps Seite 77). Mit frischem Obst vermischt lassen sich vielfältige schmackhafte Mixgetränke passend zu jedem Gericht herstellen.

Hinweis: Der Joghurt, den Sie verwenden, sollte immer frisch und noch fest sein. Sie müssen ihn wie gestockte Milch mit einem Löffel stechen können. Flüssiger Joghurt ist nicht mehr geeignet, belastet das Verdauungssystem und erzeugt Ama. Guter Joghurt schmeckt auch mild und leicht süß, nur wenig sauer. Lassi sollte nicht zu kalt serviert werden, am bekömmlichsten ist es bei Zimmertemperatur oder sogar noch etwas wärmer.

Bei einem geschwächten Verdauungssystem ist es besser, Lassi nicht mit Früchten zu mixen. Bevorzugen Sie dann die schmackhaften und verdauungsstärkenden Gewürz-Lassis (siehe Tipp Seite 77).

TIPP STÄRKUNG DER VERDAUUNGSKRAFT MIT AYURVEDISCHEN GEWÜRZMISCHUNGEN

Auch die drei nach den Doshas benannten *Churnas* (Gewürzmischungen) werden jeweils zu ihrem Ausgleich verwendet.

Vata-Churna enthält die Darm beruhigenden, entblähenden und verdauungsstärkenden Gewürze Kreuzkümmel, Ingwer, Bockshornklee, Gelbwurz, Asant (Asafoetida) sowie Salz und natürlichen Rohrzucker. Diese Mischung

- wirkt gegen Blähungen und beugt diesen vor,
- bessert die Darmflora,
- schützt vor Darmpilzen und unterstützt ihre Behandlung,
- harmonisiert die Darmperistaltik und
- stärkt die Verdauungskraft.

Pitta-Churna besteht vorwiegend aus kühlenden und verdauungsstärkenden Gewürzen wie Koriander, Fenchel, Kreuzkümmel, Kardamom, Ingwer, Gelbwurz, Zimt sowie Salz und natürlichem Rohrzucker. Es

- wirkt kühlend auf Magen und Darm,
- lindert Entzündungen,
- stärkt die Verdauungskraft und
- hilft bei Blähungen.

Kapha-Churna enthält vorwiegend erwärmende, stoffwechselanregende und entschlackende Gewürze wie Ingwer, Pfeffer, Koriander, Gelbwurz, Zimt sowie Salz und natürlichen Rohrzucker. Es

- regt den Stoffwechsel an,
- aktiviert das Verdauungsfeuer,
- wirkt gegen Blähungen und
- reduziert den Schleim in den Atemwegen nach dem Essen.

So wird's gemacht:
Dünsten von Gemüse: Einen Teelöffel Vata-, Pitta- oder Kapha-Churna in etwas Ghee in der Pfanne anrösten, dann die Gemüse darin dünsten. Nach Geschmack noch salzen.
Würzen von Suppen: Je eine bis zwei Prisen des jeweiligen Churnas in der Suppe mit aufkochen.
Nachträgliches Würzen von Speisen: Individuell, je nach vorherrschendem Dosha, eine Prise des passenden Churnas über das fertige Essen streuen.
Tipp zur richtigen Wahl: Wenn Sie sich nicht entscheiden können, welches der drei Churnas Sie wählen sollen, dann riechen Sie einfach an der Dose. Ihr Geruchssinn sagt Ihnen treffsicher, welche Mischung am besten die Doshas balanciert.

TIPP BALANCIEREN DER DOSHAS MIT AYURVEDISCHEN KRÄUTERTEES

Einfache Abweichungen der Doshas lassen sich schon durch Kräutertees ausgleichen. Drei bewährte, fein aufeinander abgestimmte ayurvedische Teemischungen schmecken nicht nur, sie helfen auch bei den Beschwerden, die durch ein Ungleichgewicht der jeweiligen Doshas auftreten. Diese Tees des Maharishi Ayurveda werden sowohl nach der Konstitution, das heißt dem *ayurvedischen Typ*, als auch nach den *aktuellen Störungen der Doshas* verordnet. Also: Vata-Tee ist für Vata-Personen wohltuend, er beruhigt aber auch zu sehr angeregtes Vata unabhängig vom Typ. Pitta-Tee tut Pitta-Typen gut, kühlt aber auch bei jedem anderen Typ ein überhitztes Pitta, und Kapha-Tee verleiht nicht nur dem Kapha-Menschen mehr Schwung, sondern hilft auch jedem anderen Typ, ein zu sehr angehäuftes Kapha zu beseitigen.

Man kann auch an einem Tag verschiedene Tees trinken, je nach gerade vorherrschender Situation, zum Beispiel morgens eine Tasse Kapha-Tee bei Verschleimung oder Anlaufschwierigkeiten und abends eine Tasse Vata-Tee zur Beruhigung und zum entspannten Ausklang des Tages. Orientieren Sie sich bei der Wahl eines dieser Tees nicht so sehr an Ihrem Typ, sondern an der aktuellen Belastung eines Doshas.

Alle drei Sorten sind als Teebeutel verfügbar und lassen sich so bequem im Alltag zubereiten.

Vata-Tee beruhigt Vata. Er enthält die Teedrogen Süßholz, Ingwer, Kardamom und Zimt. Vata-Tee

- beruhigt die Nerven (Nervosität, Prüfungsängste, Stressfolgen),
- fördert tiefen und erholsamen Schlaf,
- regt die Urinausscheidung an und fördert den Stuhlgang,
- wirkt entblähend,

- fördert die Verdauungskraft und
- gleicht jahreszeitliche und klimatische Belastungen aus (körperliche und psychische Beschwerden bei Wetterwechsel, Föhn, Wind, Kälte, Trockenheit).

Hinweis: Vata-Tee sollte nicht in der letzten Stunde vor dem Zubettgehen getrunken werden, da er vermehrten nächtlichen Harndrang hervorrufen kann.

Pitta-Tee kühlt ein überhitztes Pitta. Er enthält in ausgewogener Mischung Kardamom, Süßholz, Zimt und Rosenblüten. Pitta-Tee

- wirkt kühlend (Entzündung, Fieber, Beschwerden in den Wechseljahren),
- beruhigt ein überhitztes Gemüt (Ärger, Überreiztheit),
- stärkt die Verdauungskraft,
- unterstützt die Behandlung von Entzündungskrankheiten (Gicht, Neurodermitis etc.),
- gleicht jahreszeitliche und klimatische Belastungen aus (körperliche und psychische Beschwerden im Sommer, bei Föhn, bei schwülem Wetter) und
- kann auch äußerlich feucht-warm oder feucht-kühl als entzündungshemmende Teebeutel-Kompresse aufgelegt werden (siehe Tipp Seite 115).

Kapha-Tee wirkt übermäßigem Kapha entgegen. Er enthält die Trockenpulver von Ingwer, Gewürznelken, schwarzem Pfeffer, Kardamom, Gelbwurz und Safran. Kapha-Tee

- belebt und regt den Stoffwechsel an (Trägheit und Schweregefühl morgens, allgemeine Müdigkeit, Erschöpfung während und nach Infektionskrankheiten etc.),
- verdünnt und beseitigt übermäßigen Schleim (Schnupfen, Nebenhöhlenentzündung, Bronchitis),

- reinigt die Haut (Schuppen, fettige Haut, übermäßige Talgproduktion) und
- gleicht jahreszeitliche und klimatische Belastungen aus: körperliche und psychische Beschwerden in der feucht-kühlen Jahreszeit, also vor allem im Frühjahr und Herbst (Frühjahrsmüdigkeit, Heuschnupfen, Erkältungskrankheiten).

So wird's gemacht:
Jeweils einen Teebeutel auf eine Kanne heißes Wasser geben, fünf Minuten ziehen lassen, Teebeutel entfernen. Je nach Geschmack und Bedarf eine bis mehrere Tassen trinken.

Verschiedene andere Maharishi-Ayurveda-Tees werden ähnlich zubereitet und angewendet, zum Beispiel

- *Nimms-leicht-Tee* gegen Sorgen und Ängste,
- *Smooth-Cycle-Tee* gegen Menstruationsbeschwerden,
- *Sanfter-Atem-Tee* bei Atemwegserkrankungen,
- *Männertee* und *Frauentee* zur Stärkung und Harmonisierung der spezifisch männlichen beziehungsweise weiblichen Körperfunktionen und Energien.

TIPP STÄRKUNG DES ORGANISMUS MIT RASAYANAS

Rasayanas sind traditionelle pflanzliche und mineralische Zubereitungen, die verjüngende und kräftigende Wirkungen auf den Körper haben. Es sind sozusagen die Nahrungsergänzungsmittel der ayurvedischen Medizin. Im Maharishi Ayurveda werden heute zahlreiche Rasayanas eingesetzt, um den Organismus zu stärken und in seinen Heilkräften zu unterstützen. Es gibt zum Beispiel Kräuterpräparate zur Harmonisierung des hormonellen Zyklus, zur Stärkung von Konzentration und Gedächtnis oder auch zur Unterstützung des Immunsystems. Ein inzwischen wissenschaftlich intensiv erforschtes und weltweit verbreitetes Pflanzenpräparat dieser eigenen Therapierichtung des Maharishi Ayurveda ist das *Amrit Kalash*, eine ausgewogene Mischung aus Früchten, Heilkräutern und Mineralstoffen. Seine Rezeptur geht zurück auf die Ursprünge des Ayurveda, wo es den Ruf eines außergewöhnlichen Heilmittels für Jugendlichkeit und Leistungsfähigkeit hatte. Es steht in drei Zubereitungsarten zur Verfügung: als Fruchtmus, in Tablettenform und in zuckerfreien Kapseln, die auch von Diabetikern eingenommen werden können. Das Maharishi Amrit Kalash hat vielfältige und wissenschaftlich nachgewiesene Wirkungen. Es gilt heute als das effizienteste Mittel gegen die Freien Radikale, die Verursacher zahlreicher Krankheiten auf Zellebene. Es

- stärkt das Immunsystem,
- bessert Allergien und beugt diesen vor,
- schützt vor Thrombosen,
- verringert die Nebenwirkungen von Medikamenten, zum Beispiel in der Krebstherapie,
- wirkt stimmungsaufhellend und
- schenkt vor allem Energie und unterstützt vielfältige weitere Funktionen im Körper.

So wird's gemacht:
Fruchtmus: Zweimal täglich einen Teelöffel mit etwas Tee, Milch oder Kräuterkaffee zwischen den Mahlzeiten einnehmen.

Kapseln/Tabletten: Zweimal täglich nüchtern (das heißt eine halbe Stunde vor den Mahlzeiten) eine Tablette beziehungsweise Kapsel schlucken.

HEILEN MIT ÖLEN

Öle für die äußere und innere Anwendung spielen traditionell im Maharishi Ayurveda eine herausragende Rolle: Duftöle für die Aromatherapie oder Pflanzenöle für die unterschiedlichsten Ölmassagen im Rahmen der Eigenbehandlung oder bei der Panchakarma-Therapie, für Anwendungen am Kopf, an den Füßen, den Öffnungen der Nase und der Ohren und für die so genannten *Bastis*, die medizinischen Einläufe. Das ganze Arsenal der Pflanzenöle kommt hierfür in Frage. Am häufigsten werden jedoch die Öle aus den Samen der Sesampflanze und des Niembaumes, Kokosöl, Mandel-, Oliven- und Rizinusöl verwendet und natürlich das berühmte Ghee (siehe Tipp Seite 34–36), das nicht nur zum Kochen, sondern auch innerlich und äußerlich als Medizin benutzt wird.

Ätherische Öle

Die Aromatherapie ist ein wichtiger Zweig der ayurvedischen Medizin. Jedes Dosha kann mit Hilfe von entsprechenden Aromen ausbalanciert werden. Gerüche gelangen direkt zum Hypothalamus, einem winzigen Hirnorgan, das Dutzende von Gehirnfunktionen steuert, wie Temperaturregulation, Hunger und Durst, Blutzuckerspiegel, Wachstum, Wachen und Schlafen, sexuelle Erregung sowie Gefühle wie Ärger, Trauer, Freude. Gleichzeitig gehen die Duftbotschaften an das limbische System, das unter anderem die Emotionen steuert, und an das so genannte Ammonshorn, den für die Erinnerung zuständigen Teil des Gehirns. Das alles erklärt, warum Aromen eine so tief greifende Wirkung auf unser Bewusstsein, auf Erinnerung, Empfinden und Verhalten haben und eben auch vielfältige Körperfunktionen beeinflussen. Der süße Duft einer Rose mag Bilder aus der Vergangenheit hervorrufen oder uns in eine verzauberte Stimmung versetzen. Wenn wir jemanden besonders anziehend finden, liegt es unter anderem auch an seinen Dufthormonen (Pheromonen), die er aussendet und die wir unbewusst wahrnehmen und deren Einfluss wiederum durch Aromen, zum Beispiel durch ein Parfum, verstärkt oder ergänzt werden kann.

Im Maharishi Ayurveda wurden die besten Duftöle zu hochwirksamen Mischungen für die Regulierung der Doshas und Subdoshas (je fünf Unterfunktionen der drei Hauptregelkräfte des Organismus) komponiert. Diese werden, wie die Tees und die Gewürzmischungen, danach benannt, welches Dosha sie beruhigen und ausgleichen.

TIPP HARMONISIERUNG VON GEIST UND KÖRPER MIT AYURVEDISCHEN DUFTÖLEN

Vata-Aromaöl enthält unter anderem die intensiv süßen und sauren Duftnuancen von Basilikum, Orange, Geranie, Nelke und anderen Gewürzen. Es

- harmonisiert die Natur des lebhaften Vata-Typs,
- beruhigt Geist und Körper, besänftigt die Nerven (Prüfungsstress, Ängste, Sorgen),
- fördert einen ruhigen und tiefen Schlaf,
- schafft eine entspannte Raumatmosphäre (Seminare, Arbeitszimmer) und
- gleicht jahreszeitlich bedingte und klimatische Belastungen aus (Kopfschmerz bei Wetterwechsel und Föhn, Unruhe, Verspannungen, Gelenkschmerzen bei Wind oder trockener Kälte etc.).

Pitta-Aromaöl ist aus vorwiegend frischen, süßen, kühlenden Essenzen wie Sandelholz, Rose, Minze, Zimt und Jasmin zusammengesetzt. Es

- ist gut geeignet für den hitzigen Pitta-Typ,
- kühlt und beruhigt auch bei jedem anderen Typ ein überhitztes Gemüt,
- gleicht emotional und physisch Beschwerden in den Wechseljahren aus und
- wirkt jahreszeitlich bedingten und klimatischen Belastungen entgegen (körperliche und psychische Beschwerden in der heißen Jahreszeit).

Kapha-Aromaöl ist eine ausgewogene Mischung aus würzig-herben und warmen Düften von Wacholder, Eukalyptus, Kampfer, Nelke und Majoran. Es

- belebt und regt den Stoffwechsel an,
- befreit die Nase von Schleim und wirkt abschwellend,
- hilft bei Müdigkeit, Schweregefühl und Depression und
- wirkt jahreszeitlich bedingten und klimatischen Belastungen entgegen (körperliche und psychische Beschwerden in der feuchtkalten Jahreszeit, bei Nebel, Mangel an Sonne und Licht, im Frühjahr und Herbst).

So wird's gemacht:
Das richtige Öl zu wählen ist einfach: Riechen Sie an den Fläschchen! Sie wissen sofort, welches Öl gerade am besten geeignet ist, Ihre Doshas zu balancieren. Je nach Ursache und Art eines Dosha-Ungleichgewichts gibt es verschiedene Möglichkeiten, die Duftöle gezielt anzuwenden:

- **Verströmen der Aromen in einer Duftlampe:** Geben Sie einige Tropfen des gewählten Öls in eine Duftlampe und aromatisieren Sie damit den Raum.
- **Verwendung als Parfum:** Auch das ist eine Möglichkeit. Sie geben einen Tropfen des Öls auf Halstuch, Hemd oder Bluse oder an die Handgelenke und umhüllen sich auf diese Weise mit einem dezenten Duft, der das jeweilige Dosha ins Gleichgewicht bringt.
- **Taschentuch/Kopfkissen:** Für einen tiefen Schlaf verwenden Sie am besten das Nidraöl, dessen beruhigende und entspannende Duftnuancen das Ein- und Durchschlafen fördern. Bei Schnupfen (in der Regel Kapha-Öl) oder zum Beispiel zur Beruhigung der Nerven (Vata-Öl) vor einer Prüfung etc. geben Sie einige Tropfen des Öls auf ein frisches Taschentuch und inhalieren nach Bedarf vom Tuch.

Ayurvedisches Minzöl

Ayurvedisches Minzöl (auch *Kräuteröl zur Inhalation* genannt) kann so vielfältig eingesetzt werden, dass es als Allroundmittel in jeden Haushalt und in den Reisekoffer gehört. Es enthält unter anderem die naturreinen Öle von Pfefferminze, Eukalyptus, Fenchel, Zimt, Ajowan (siehe Tipp Seite 208) und Kampfer – und zwar in einem sehr ausgewogenen und sich gegenseitig ausgleichenden und abrundenden Verhältnis. Die Vielfalt der positiven Wirkungen erklärt sich aus der Kombination dieser Einzelsubstanzen, die jeweils spezifische Heilwirkungen besitzen.

Kampfer regt den Kreislauf an, stillt Schmerzen bei äußerer Anwendung; das Öl der Pfefferminze löst, innerlich genommen, wirksam Magen-Darm-Krämpfe, hemmt Krankheitskeime und hilft gegen Blähungen und Übelkeit; Eukalyptus ist ein bewährtes Bronchien erweiterndes und schleimlösendes Mittel bei Erkältungskrankheiten; Zimt wirkt beruhigend und verdauungsstärkend, wie auch Ajowan, dessen ausgezeichnete Heilwirkungen auf den Verdauungstrakt wir an anderer Stelle (siehe Tipp Seite 208) kennen lernen werden.

Sie können das ayurvedische Minzöl für folgende Zwecke einsetzen:

- zur Inhalation bei Schnupfen, Husten, Erkältungskrankheiten (siehe Tipp Seite 155 f.)
- bei Kopfschmerzen zum Einreiben (siehe Tipp Seite 195)
- bei Durchfall und anderen Magen-Darm-Beschwerden (siehe Tipp Seite 215)
- bei Schnupfen als Nasentropfen (siehe Tipp Seite 155 f.)
- bei Halsschmerzen zum Gurgeln (siehe Seite 157)
- bei Kreislaufschwäche als Riechmittel und zur innerlichen Einnahme (siehe Tipp Seite 196 f.)

Pflanzenöle

Jedes Öl und Fett hat seine eigene Wirkung auf die Doshas und damit auf unsere Physiologie. Bitte beachten Sie daher die folgenden einfachen Grundregeln, wenn Sie sich mit einem Öl behandeln:

Sesamöl wirkt erwärmend, beruhigt und erhöht Pitta. Es eignet sich daher bei nervösen Störungen, rheumatischen Beschwerden oder zur Pflege und Reinigung der Haut, wenn *keine* Rötungen oder Entzündungen der Haut vorliegen. Pitta-Typen, die meist eine sehr sonnenempfindliche Haut haben, sollten lieber auf ein kühlendes Hautöl ausweichen.

Kokosöl eignet sich besonders für Pitta-Typen und entzündete Haut, die Sesamöl nicht verträgt.

Süßes Mandelöl beruhigt Vata und ist sehr hautfreundlich.

Olivenöl ist schwerer als Sesam- oder Mandelöl, dringt weniger gut in die Haut ein und eignet sich mehr für sehr trockene, entzündlich gereizte und Vata-Pitta-betonte Haut.

Niembaumöl riecht unangenehm, hat aber hervorragende medizinische Eigenschaften, weshalb es in vielen ayurvedischen Salben und medizinischen Ölen enthalten ist, aber auch ohne Zusätze, zum Beispiel zur Behandlung bei Parasiten, verwendet wird.

Rizinusöl, jeweils innerlich eingenommen, dient als Abführmittel im Rahmen von Reinigungskuren oder als entzündungshemmendes Öl zur Behandlung von Rheumakrankheiten, Asthma, Bronchitis und Steinleiden. Massagen und Einreibungen mit warmem Rizinusöl wirken schmerzlindernd.

Wirksamer als die reinen Pflanzenöle sind spezielle Heilkräutermassageöle, wie zum Beispiel das Vata-, Pitta- und Kapha-Massageöl. In die Pflanzenöle sind nach den Regeln der ayurvedischen Pharmakologie verschiedene Heilkräuter eingearbeitet, die eine heilsame Wirkung auf die jeweilige Störung der Doshas und damit verbundene Krankheiten haben.

Vata-Öl gleicht Vata-Störungen aus, eignet sich besonders für trockene, rissige Haut, beruhigt die Nerven und fördert den Schlaf.

Pitta-Öl kühlt, verringert Pitta und wirkt gegen Entzündungen.

Kapha-Öl erwärmt, belebt, reinigt und entschlackt. Es ist das beste Massageöl bei Kapha-Störungen.

Ayurvedisches Gelenk- und Muskelöl ist außergewöhnlich hilfreich bei Schmerzen infolge von Arthrose, Muskelverspannungen, Muskelkater, Rückenbeschwerden.

Maharishi Ayurveda Nasyaöl ist ein auf Sesamölbasis hergestelltes Kräuteröl für die Behandlung der Nasenschleimhäute: bei Schnupfen oder trockener Nase, zur Anregung von Reflexzonen im Nasenvorhof oder für die große Nasyatherapie bei Panchakarma, einer aufwändigen, aber sehr effektiven Behandlung gegen verschiedene Erkrankungen im Bereich des Kopfes (Nebenhöhlenentzündungen, Halswirbelsäulenprobleme, Kopfschmerz und Migräne u. a.).

Ayurvedisches Haaröl stärkt den Haarboden, kräftigt die Haarwurzeln, fördert das Haarwachstum und löst Kopfschuppen ab.

Wer sich regelmäßig mit Sesamöl massiert,
dessen Körper ist geschützt,
selbst gegen die Einflüsse von Verletzungen
oder anstrengender Arbeit.
Sein Körper wird weich, stark und anziehend.
Durch regelmäßige Ölmassage
wird dem Alterungsprozess entgegengewirkt.
Die Ganzkörperölung beseitigt schlechten Geruch,
Schweregefühl und Dumpfheit sowie Schmutz
und Unwohlsein nach Schwitzen.

Charaka Samhita, Sutrasthana V, 90–93

TIPP REGELMÄSSIGES ABHYANGA BELEBT UND VERJÜNGT

Regelmäßiges *Abhyanga* (Ölmassage) stärkt die Gesundheit und beugt Krankheiten vor. Richtig durchgeführt, hat diese klassische ayurvedische Anwendung viele positive Wirkungen. Sie

- regt den Kreislauf an,
- aktiviert die Funktionen innerer Organe über Reflexzonen in der Haut (Headsche Zonen),
- belebt den Stoffwechsel und die Ausscheidungsfunktionen der Haut und reinigt und pflegt sie,
- wirkt verjüngend, setzt Neurotransmitter und Hormone aus der Haut frei,
- stärkt das zentrale Nervensystem,
- kräftigt die Muskulatur,
- fördert die Verdauungskraft,
- beugt Krankheiten vor und belebt den ganzen Körper.

- Und nicht zuletzt ist das ayurvedische Abhyanga eine wunderbare Seelenmassage: Die Haut ist das am intensivsten innervierte Organ und das Endorgan des Nervensystems. Gefühle projizieren sich in die Haut.

Achten Sie dabei auf die richtigen Öle, je nach Hauttyp. Für *Vata-Haut* eignet sich Sesam- oder Mandelöl oder Vata-Massageöl. Sie können täglich eine Ölmassage durchführen. Für die *Pitta-Haut* ist Kokos- oder Pitta-Öl am besten; da die Haut empfindlicher ist, wird eine Ölmassage jeden zweiten oder dritten Tag empfohlen. *Kapha-Haut* ist ölig und fettig und verlangt eher nach entfettender Behandlung, vor allem Trockenmassagen. Eine Ölmassage mit dem adstringierenden und belebenden Kapha-Massageöl, am besten ein- bis zweimal die Woche, ist anzuraten.

So wird's gemacht:
Falls Sie keines der fertigen Massageöle verwenden (zum Beispiel Vata-Öl), müssen Sie Ihr Pflanzenöl zunächst »reifen«. Hochwertiges Sesamöl wird einmal auf etwa 110 Grad erhitzt. Dadurch wird es dünnflüssiger und zieht besser in die Haut ein. Die Wirkung des »Reifens« verliert sich bei längerem Stehen nicht, Sie können also den gesamten Inhalt einer Flasche beziehungsweise Dose auf einmal »reifen«. Dazu erwärmen Sie das Öl in einem Topf auf dem Herd bei kleiner Hitze. Beobachten Sie das Öl und geben Sie Acht, dass es nicht zu heiß wird. Beim »Reifen« des Öls kann man ein Thermometer verwenden oder man gibt anfangs zwei bis drei Tropfen Wasser mit in den Topf – bei etwa 110 Grad zerplatzen diese Tropfen hörbar. Von diesem »gereiften« Öl nehmen Sie die jeweils benötigte Menge und erwärmen sie vor der Massage auf Körpertemperatur.

- Beginnen Sie mit der Kopfhaut und massieren Sie etwa einen Esslöffel Öl mit den flachen Händen in kleinen, kreisenden Bewegungen über den ganzen Schädel ein.
- Fahren Sie an den Ohren fort, die Sie mit den Fingern sanft auf- und abwärts massieren. Besonders die Ohrenrückseite und die unbehaarte Zone hinter den Ohren sind sehr empfänglich für die Beruhigung von Vata.
- Im Gesicht beginnen Sie mit flachen, quer verlaufenden Streichungen an der Stirn und fahren fort mit behutsamen kreisenden Bewegungen an den Schläfen und Wangen. Am Kinn streichen Sie wie an der Stirn wieder quer. Schließlich massieren Sie mit den Mittelfingern seitlich entlang der Nase sanft auf und ab.
- Es folgen nun Nacken und Hals. Am Nacken massieren Sie von der Schulter weg auf und ab, am Hals streichen Sie lediglich sanft, mit beiden Händen abwechselnd, mehrmals von unten nach oben aus.
- Massieren Sie kräftig Ihre Arme – mit Kreisen die Schultern, Ellenbogen und Handgelenke, den Ober- und Unterarm dagegen mit ausholenden Aufwärts- und Abwärtsbewegungen. Die Behandlung beginnt an der Schulter und endet an den Fingern, die Sie einzeln mit der Hand umfassen und nacheinander behutsam »ausmelken«.
- Oberkörper und Bauch werden sanft massiert: Den Brustkorb von der Seite zur Mitte mit Kreisbewegungen, bei Frauen um die Brust herum. Über dem Brustbein mit leichtem Druck aufwärts und abwärts streichen. Jetzt folgt der Bauch: Reiben Sie ihn mit der flachen Hand sanft und langsam kreisend im Uhrzeigersinn.
- Massieren Sie nun Rücken und Gesäß mit kräftigen Auf- und Abwärtsstreichungen.
- Die Beine massieren Sie so kräftig wie die Arme – kreisförmig an Knie und Knöchel, auf und ab an Ober- und Unterschenkel. Reihenfolge von oben nach unten, wie bei den Armen.

- Schenken Sie schließlich Ihren Füßen viel Aufmerksamkeit. Kreisen Sie an den Knöcheln mit beiden Händen, kneten Sie dann mit der flachen Hand die Ferse, als würden Sie sie in Richtung Sohle »auspressen«. Entlang der Achillessehne streichen Sie auf und ab, dann reiben Sie kräftig und mit schnellen belebenden Bewegungen den Fußrücken. Die Zehen und Zehenzwischenräume massieren Sie mit den Fingern und beenden schließlich die Behandlung des Fußes mit einer flächigen gleichzeitigen Massage von Fußsohle und Fußrücken.

Massagedauer: In der Regel fünf bis zehn Minuten täglich. Das Öl beginnt nach zwei bis drei Minuten einzuziehen. Daher ist es besonders günstig, es nach der Massage noch zehn bis 20 Minuten auf der Haut zu lassen, bevor man warm badet oder duscht. Das Öl kann mit einem heißen Waschlappen oder mit Seife abgewaschen werden.

Wer sich mit Sesamöl regelmäßig den Kopf einölt,
leidet nicht an Kopfschmerz, Haarausfall
und vorzeitigem Ergrauen der Haare.
Kopf und Stirn werden in besonderem Maße gestärkt.
Die Haare werden schwarz, lang und haben eine tiefe Wurzel.
Die Sinne arbeiten gut, und die Gesichtshaut wird leuchtend.
Das Auftragen von Öl auf den Kopf fördert tiefen Schlaf
und Glücklichsein.

Charaka Samhita Sutrasthana V, 81 – 83

TIPP EIN SHIROABHYANGA KRÄFTIGT HAARE UND NERVEN

Die Massage des Kopfes ist ein Bestandteil der Ganzkörperbehandlung (Abhyanga), die in den Maharishi-Ayurveda-Zentren angeboten wird, die Sie aber auch selbst zu Hause oder auf Reisen durchführen können. Sie ist einfach zu lernen, hat dabei aber eine Reihe wertvoller Wirkungen, die bereits in den ältesten Texten des Ayurveda beschrieben werden. *Shiroabhyanga*

- kräftigt den Haarboden und nährt Haarwurzeln und Haare,
- regt das Haarwachstum an,
- weicht Kopfschuppen auf und löst sie beim Waschen ab,
- beruhigt den Geist, stärkt die Nerven und ermöglicht tiefen Schlaf und
- fördert allgemein das Wohlbefinden.

So wird's gemacht:
Sie benötigen leicht angewärmtes Sesamöl, am besten in einer bereitgestellten Schale, abhängig von der Haardichte und Länge gerade so viel, dass die Kopfhaut damit vollständig benetzt und eingeölt werden kann.

Setzen Sie sich für die Massage auf einen Schemel im Badezimmer, entkleiden Sie den Oberkörper und decken Sie ölempfindliche Kleidung mit einem Handtuch ab.

Mit den wie zu einer Pfote geformten Fingern der einen Hand nehmen Sie aus der Schale etwas Öl auf, halten die andere Hand unter die ölbenetzten Finger und tragen es auf diese Weise ohne zu kleckern auf der Kopfmitte auf.

Nun massieren Sie das Öl mit den Fingerspitzen beider Hände mit sanften, kreisenden Bewegungen über der gesamten Kopfhaut ein. Greifen Sie mit beiden Händen dabei so in Ihr Haar, wie Sie es bei einer Kopfwäsche gewöhnt sind, und massieren Sie dabei immer von unten nach oben, das heißt also vom Haaransatz in Richtung Schädeldach und Kopfmitte. Holen Sie bei Bedarf immer wieder etwas Öl nach. Zwischendurch reiben Sie alle Abschnitte der Kopfhaut mit kräftigen Wechselbewegungen der mehr senkrecht aufgestellten Finger beider Hände in Längsrichtung des Kopfes.

Durch Ölmassage der Füße werden Rauheit,
Steifigkeit, Trockenheit, Müdigkeit und Schweregefühl
sofort geheilt, und die Weichheit,
Stärke und Standfestigkeit nehmen zu.
Das Augenlicht wird klar, und Vata wird beruhigt.
Die Fußmassage beugt Ischias, Knacken der Fußgelenke,
Venenleiden und Bänderschäden der Füße vor.

Charaka Samhita, Sutrasthana V, 90 – 92

TIPP EIN PADABHYANGA BERUHIGT DIE NERVEN UND MACHT MÜDE BEINE MUNTER

Die ayurvedische Fußmassage

- beruhigt die Nerven und fördert den Schlaf,
- stärkt das zentrale Nervensystem,
- regt die Funktion innerer Organe über Reflexzonen an,
- fördert die Verdauungskraft,
- erfrischt und belebt müde Füße und
- weicht Verhornungen auf und hält die Füße geschmeidig und gelenkig.

So wird's gemacht:
Verwenden Sie eines der ayurvedischen Kräuteröle. An den Füßen dürfte meist Vata-Öl die erste Wahl sein, oder Sie nehmen gereiftes Sesam- oder Mandelöl. Setzen Sie sich auf ein Handtuch und reiben Sie zunächst etwas warmes Öl an die Füße.

- Umfassen Sie die Knöchel mit beiden Händen und kreisen Sie jeweils viermal in die eine und dann in die andere Richtung.
- Kneten Sie nun mit der flachen Hand die Ferse, als würden Sie sie in Richtung Sohle »auspressen«.

- Entlang der Achillessehne streichen Sie auf und ab, dann reiben Sie kräftig und mit schnellen, belebenden Bewegungen den Fußrücken.
- Die Zehen und Zehenzwischenräume massieren Sie mit den Fingern und beenden schließlich die Behandlung des Fußes mit einer flotten, aber flächigen, gleichzeitigen Massage von Fußsohle und Fußrücken.
- Anschließend reiben Sie die Füße mit einem feucht-warmen Tuch ab oder nehmen ein warmes Fußbad. Gönnen Sie dann Ihren Füßen noch einige Minuten Ruhe, legen Sie sich hin oder nur Ihre Beine hoch und genießen Sie das Wohlbefinden, das sich unmittelbar einstellt.

TIPP EIN BAUCHABHYANGA HILFT GEGEN BECKEN-, BAUCH- UND RÜCKEN-SCHMERZEN

Eine ayurvedische Bauchmassage

- entspannt den Darm und beruhigt die Peristaltik,
- löst Verspannungen der Rückenmuskulatur,
- entkrampft die Beckenorgane,
- wirkt allgemein entspannend und beruhigend und
- fördert die Durchblutung kalter Füße.

So wird's gemacht:
Entweder Sie massieren sich selbst oder eine einfühlsame Person übernimmt dies.

Sie benötigen eine Schüssel heißen Wassers, ein Handtuch und ein Massageöl, am besten auch hier wieder Sesam-, Mandel- oder Vata-Massageöl. Auch das ayurvedische Gelenk- und Muskelöl wirkt hervorragend, und schließlich können Sie sogar Rizinusöl verwenden, wenn Sie unter Krämpfen, zum Beispiel infolge von Stuhlverstopfung, leiden. Bei unklaren Bauchbeschwerden sollten Sie selbstverständlich einen Arzt konsultieren.

Sie liegen entspannt auf dem Rücken und massieren mit der flachen Hand mit etwas körperwarmem Öl im Uhrzeigersinn großflächig den Bereich des gesamten weichen Bauches. Dabei ist der Nabel der Mittelpunkt eines Kreises, den Sie mit Ihrer ruhigen Hand sehr langsam und ohne Druck, nur mit dem Eigengewicht der Hand, umfahren. Eine Umkreisung kann etwa zehn Sekunden in Anspruch nehmen, die Massage wird also bewusst sehr langsam und beruhigend durchgeführt.

Nach etwa fünf Minuten beenden Sie die Massage. Sie tauchen nun die Hälfte des Handtuches in das heiße Wasser, wringen es aus und legen dieses angenehm feucht-heiße Tuch auf den Bauch. Diesen Vorgang wiederholen Sie mehrmals. Schließlich wischen Sie mit der feuchten Handtuchseite das restliche Öl von der Haut und trocknen mit der trockenen Handtuchseite nach. Dann ruhen Sie mindestens zehn bis 15 Minuten. Am besten wenden Sie dieses Bauchabhyanga abends vor dem Schlafengehen an.

ENTSPANNUNG UND BEWEGUNG

Der Ayurveda lokalisiert die Ursache aller Erkrankungen und Probleme in einem Überschattetsein des Geistes von den täglichen Aufgaben und Pflichten, von Eindrücken und Ereignissen, die eine Rückbesinnung auf das eigene Selbst, einen Bereich völliger Ruhe und Klarheit und der innersten Quelle von Gesundheit, verhindern. So verliert sich die Wahrnehmung für das Gesunde, für richtiges Handeln, für lebensförderliches Verhalten. Die feinen Impulse aus der Mitte unseres Seins, die uns lenken und leiten, werden nicht gefühlt, die Stimme des Herzens, die zu uns in den entscheidenden Situationen des Lebens spricht, wird nicht mehr oder nicht richtig gehört. Das führt zu Fehlentscheidungen, zum Abweichen vom natürlichen und gesunden Weg, dem ersten Schritt zu Krankheit, Leid und Misserfolg.

Körperübungen, Meditation und andere Entspannungsmethoden gelten im Ayurveda daher seit alters als ganz wesentlicher Ansatz für Gesundheit, Glück und Erfolg. Stress und Hektik, Kummer und Sorgen, die vielfältigen und komplexen Aufgaben, die fast jeder heute in gedrängter Zeit erfüllen muss, verlangen regelmäßige Auszeiten für Körper und Nervensystem. Für gute und bleibende Gesundheit muss man täglich zu sich selbst zurückfinden, sich Zeit für etwas Stille, Sammlung und Übung nehmen.

TIPP TRANSZENDENTALE MEDITATION – DER EINFACHE WEG ZUR STILLE

Transzendentale Meditation (TM) ist eine einfache, natürliche und leicht erlernbare Übung, die zweimal täglich für 15 bis 20 Minuten bequem im Sitzen ausgeführt wird. Diese Meditationstechnik kommt aus der gleichen Tradition, die auch den Ayurveda und die anderen vedischen Wissenszweige hervorgebracht hat. Sie kann heute von jedermann unabhängig von Glauben, Weltanschauung, Beruf oder meditativen Fähigkeiten ausgeübt werden. Die TM ist eine wirkungsvolle Methode, die wissenschaftlich seriös und umfassend erforscht wurde. Sie gilt heute weltweit als die wissenschaftlich am besten untersuchte Entspannungs- und Meditationsmethode.

Ein wesentlicher Vorteil der TM, die von Maharishi Mahesh Yogi Anfang der 1950er-Jahre in den Westen gebracht wurde, liegt darin, dass sie mühelos und natürlich funktioniert. Es ist keine Konzentration und keine Anstrengung erforderlich, um in tiefe geistige Ruhe einzutauchen und den Geist zur inneren Stille, zur Transzendenz, zu führen.

Durch die tiefe Ruhe und Entspannung, die der Meditierende während der TM erfährt, kommt es zu einer nachhaltigen Regeneration im Organismus, mit vielfältigen Veränderungen in der Physiologie: Der Atem wird spontan ruhiger, der Hautwiderstand nimmt zu, die Muskulatur entspannt sich, Stresshormone werden abgebaut, die Durchblutung von Gehirn und Gliedmaßen intensiviert sich, und zahlreiche weitere Veränderungen stellen sich ein, die Mediziner und Physiologen an Ausübenden dieser Meditation gemessen haben.

Die TM erweist sich in jetzt schon mehr als 50 Jahren Forschung und in der täglichen Praxis für Millionen von Menschen als ausgezeichnete Methode,

- Stress vorzubeugen und zu verarbeiten,
- das kreative Potenzial des Menschen freizulegen,
- die geistige und körperliche Gesundheit zu erhalten oder zu verbessern, unter anderem bei
  Asthma bronchiale,
  Angina pectoris,
  Schlafstörungen,
  Allergien,
  Infektanfälligkeit.
- Sie trägt zur Harmonisierung bei psychosomatischen und anderen Krankheiten bei und
- hat in der medizinischen Welt vor kurzem Aufsehen erregt, weil sie sich zudem als natürliches und wirksames Mittel gegen hohen Blutdruck erwiesen hat und der Arteriosklerose vorbeugt.

Die Transzendentale Meditation können Sie nicht aus einem Buch, sondern nur von einem autorisierten Lehrer erlernen. Die Lehrmethode ist weltweit einheitlich. Adressen für Lehrinstitute finden Sie im Anhang.

Die ärztlichen Erfahrungen mit dieser Meditationstechnik und ihre wissenschaftlich bewiesenen Wirkungen habe ich zusammen mit meinem österreichischen Kollegen Dr. med. Wolfgang Schachinger in dem Buch *Gesundheit aus dem Selbst – Transzendentale Meditation* veröffentlicht.

TIPP SANFTER ATEM BERUHIGT UND ENTSPANNT

Das *Pranayama* ist eine einfache, aber wirksame Atemübung aus dem vielseitigen Anwendungsspektrum des Maharishi Ayurveda. Schon wenige Minuten beruhigen den Körper und stärken das Nervensystem. Das ruhige und entspannte Atmen im Wechsel zwischen linker und rechter Nasenöffnung harmonisiert die Funktionsweisen der beiden Gehirnhälften und koordiniert so die unterschiedlichen Aufgaben von Körper und Geist. Der Atemstrom durch die beiden Nasenöffnungen reguliert Bereiche, die der linken und rechten Körperseite sowie den gegenseitigen Gehirnhälften zugeordnet sind. Es ist die beste Einstimmung für Meditation, da es die Aufmerksamkeit nach innen lenkt und den Atem beruhigt. Wenn Sie Pranayama durchführen, bemerken Sie eine angenehme Leichtigkeit im Körper, geistige Klarheit und eine Regeneration Ihrer Nervenenergien.
Pranayama

- hilft Ihnen, innerlich zur Ruhe zu kommen,
- verbessert die Konzentration und das Gedächtnis,
- bewirkt geistige Klarheit,
- hilft, die energetischen »Akkus« aufzuladen,
- fördert die Sammlung vor Auftritten oder Prüfungen und
- wirkt Stressfolgen entgegen.

So wird's gemacht:
Sitzen Sie bequem, aber aufrecht, so kann der Atem angenehm und frei fließen. Beim Atmen legen Sie abwechselnd den Daumen Ihrer rechten Hand an den rechten Nasenflügel und Mittel- und Ringfinger an den linken. Beginnen Sie nun die Atemübung beim Ausatmen, indem Sie behutsam abwechselnd erst eine Nasenöffnung und dann die andere mit dem Daumen beziehungsweise mit Mittel-

und Ringfinger schließen, während Sie normal weiteratmen. Die Finger bleiben dabei ganz natürlich entspannt. Damit Ihr Arm nicht ermüdet, können Sie ihn an den Brustkorb anlehnen. Stützen Sie ihn jedoch nicht auf die Stuhllehne oder auf einen Tisch.

Hier noch einmal der Ablauf im Einzelnen: Verschließen Sie mit einem sanften Druck gegen den Nasenflügel zuerst die rechte Nasenöffnung und atmen Sie durch die linke Nasenöffnung aus. Danach atmen Sie leicht durch die linke Nasenöffnung ein. Jetzt verschließen Sie die linke Nasenöffnung mit Mittel- und Ringfinger der rechten Hand und atmen rechts aus. Anschließend atmen Sie durch die rechte Nasenöffnung wieder ein – und so fort. Sie dürfen und sollen dabei ganz natürlich atmen und lassen so den Atem von alleine kommen und gehen.

Drei bis fünf Minuten zu üben ist in der Regel eine gute Zeit und bringt den gewünschten Erfolg. Zum Abschluss senken Sie den Arm und ruhen mit geschlossenen Augen noch eine Minute lang.

Hinweis: Ein wesentlicher Unterschied zu den meisten Atemübungen besteht darin, dass hier der Atem ganz natürlich fließt und bewusst kein Einfluss auf die Atmung genommen wird. Sie atmen also nicht bewusst besonders tief oder dehnen nicht die Aus- beziehungsweise Einatmung besonders aus. Bei Pranayama ist dies nicht nötig – atmen Sie also ganz leicht und natürlich.

Übrigens: Bei manchen Menschen verändert sich spontan der Atemrhythmus. Das ist normal und ein gutes Zeichen, dass Sie zu einer ausgewogenen Atmung gefunden haben.

TIPP YOGA-ÜBUNGEN HALTEN DEN KÖRPER GESCHMEIDIG UND JUNG

Yoga-Asanas, die richtig durchgeführt werden, entspannen und regenerieren auf sanfte und angenehme Weise und stärken die Energiezentren. Sie halten den Körper jung und geschmeidig. Die Stellungen wirken einerseits auf physischer Ebene – innere Organe, Gehirn, Nervensystem und Drüsen werden angeregt und gestärkt. Andererseits haben sie auch auf den psychischen Bereich einen wohltuenden Einfluss. Sie

- beruhigen und heitern auf,
- stärken das Gedächtnis und die Konzentrationskraft,
- verschaffen dem Übenden eine bessere Beweglichkeit und Ausdauer, ohne dabei müde oder nervös zu machen.
- Bei regelmäßiger Übung vermehren sie die körperliche und geistige Energie,
- verfeinern die Sinne und die Wahrnehmung, auch für die Bedürfnisse des Körpers,
- stärken das hormonelle System, die Sexualkraft und das Immunsystem und
- verlängern das Leben.

Yoga-Asanas muss man sanft und einfühlsam üben. Nur so und mit bewusster Aufmerksamkeit auf den Körper und den Fluss der Energien entfalten sie ihre volle und heilsame Wirkung. Ein einfaches System für den westlichen Menschen leicht durchzuführender Übungen habe ich in meinem Buch *Ayurveda für jeden Tag* (siehe Seite 64 – 77) beschrieben.

TIPP GANDHARVA-VEDA-MUSIK BRINGT IN EINKLANG MIT DEN RHYTHMEN DER NATUR

Die vedischen Seher spürten und hörten den besonderen Klang der verschiedenen Zeiten des Tages und des Jahres. Diese ewige Musik der Natur ist Gandharva-Veda, wiedergegeben in Form von verschiedenen so genannten *Ragas*, Tonfolgen und Melodiestrukturen, die die Klänge und Rhythmen der Natur in uns selbst beleben und uns in Ein*klang* mit der feinsten Schöpfungsebene bringen. Das ist die Grundlage der ayurvedischen Musiktherapie, die Sie heute bequem zu Hause durchführen können. Gandharva-Musik gehört zu den wirkungsvollsten Therapien des Maharishi Ayurveda. Deshalb mein Tipp: Besorgen Sie sich einige CDs und lernen Sie die heilenden und äußerst wohltuenden Wirkungen dieser sanften Musik kennen. Wenn Sie mehr wissen möchten: In meinem Buch *Die heilenden Klänge des Ayurveda* gebe ich einen Einblick in die Natur dieser Heilmusik und ihre zahlreichen praktischen Anwendungsmöglichkeiten.

Maharishi-Gandharva-Musik hat eine Reihe ausgezeichneter Heilwirkungen, die zum Teil auch wissenschaftlich belegt sind. Sie

- beruhigt und entspannt, nimmt Angst (siehe Seite 123 f.) und lindert Schmerzen,
- schenkt inneren Frieden,
- synchronisiert und ordnet die Gehirnfunktionen, verbessert die Konzentration und das Gedächtnis,
- schenkt tiefen und erholsamen Schlaf,
- stärkt das Verdauungsfeuer,
- stabilisiert das Immunsystem,
- erhöht die emotionale Intelligenz,
- schafft Harmonie im Wohnbereich,

- stimuliert das Wachstum von Pflanzen,
- hat je nach Art des Raga und der Tageszeit spezifische Wirkungen auf Körper und Geist bei unterschiedlichen Krankheiten.

So wird's gemacht:

- **Besorgen Sie sich eine CD der geeigneten Tageszeit.** Etwa alle drei Stunden wechseln die Klangeigenschaften und Rhythmen der Natur, genannt *Praharas*. Entsprechend gibt es verschiedene Kompositionen und Improvisationen für insgesamt acht Zeitphasen:

4– 7 Uhr	16–19 Uhr
7–10 Uhr	19–22 Uhr
10–13 Uhr	22– 1 Uhr
13–16 Uhr	1– 4 Uhr

  Wählen Sie die Tageszeit, zu der Sie die Musik hören möchten. Suchen Sie zum Beispiel abends Erholung, Entspannung und Regeneration, dann benötigen Sie Gandharva-Musik für die Zeit von 16 bis 19 Uhr oder später. Falls Sie morgens geistige Klarheit, innere Ruhe und Gelassenheit und Energie für den beginnenden Tag wünschen, dann wählen Sie die entsprechende CD für den Morgen (4 bis 7 Uhr oder 7 bis 10 Uhr). Manche Musikstücke können aber auch zu allen Zeiten des Tages gehört werden.

- **Gandharva-Musik sollten Sie bewusst und entspannt hören, am besten im Sitzen und mit geschlossenen Augen.** Das bedeutet auch, dass Sie die Musik einfach auf sich wirken lassen, ohne sie innerlich zu analysieren oder zu kommentieren. Erwarten Sie keine Musik im westlichen Sinne, seien Sie unvoreingenommen, und beobachten Sie die Veränderungen in Ihrem Körper oder Bewusstsein.

- **Hören Sie anfangs nur wenige Minuten.** Machen Sie nicht den Fehler, gleich die ganze CD auf sich einwirken zu lassen, die über eine Stunde dauert. Gandharva-Veda-Musik ist sehr wirkungsvoll! Sie erzielen damit eine Menge positiver physiologischer Veränderungen im Organismus, die manchmal und gerade anfangs erst »verdaut« werden müssen.
- **Achten Sie auf eine optimale Klangwiedergabe.** Verwenden Sie möglichst ein hochwertiges Musikwiedergabegerät. Maharishi-Gandharva-Veda-Musik wirkt natürlich am besten live gespielt und gehört, was im Alltag leider nicht möglich ist. Die Wiedergabe von einer CD ist aber ebenfalls sehr wirksam. Die Musikstücke wurden mit modernster Technik optimal aufgenommen, um eine bestmögliche Klangwiedergabe zu ermöglichen. Achten Sie daher auch auf hochwertige Kopfhörer oder gute Lautsprecher und ein möglichst klanggetreues Stereosystem.
- **Wählen Sie ein für Sie angenehmes Instrument.** Der Klang des Instrumentes oder die Singstimme sollte Ihnen gefallen. Bambusflöte und Santur, ein Hackbrett, werden von westlichen Menschen in der Regel gleich als angenehm und vertraut empfunden, Sitar, Schalmei oder der Gesang zunächst oft eher als fremd oder ungewöhnlich erlebt. Das ändert sich in der Regel in kurzer Zeit. Bereits nach zwei bis drei Tagen des Hörens gewinnen Instrument oder Gesang eine ganz andere Qualität. Wissenschaftliche Untersuchungen haben gezeigt, dass Gandharva-Veda-Musik selbst dann zu einer Harmonisierung der Gehirnaktivität führt, wenn sie zunächst nicht als angenehm empfunden wird.

TIPP AYURVEDISCHER SPORT IST TYPGERECHT UND STRESSFREI

Regelmäßiger, moderater Sport hält körperlich und geistig fit, schützt vor Stoffwechsel- und Herz-Kreislauf-Erkrankungen und verlängert das Leben. Ein im Rahmen des Maharishi Ayurveda von dem amerikanischen Arzt Dr. John Douillard entwickeltes Trainingskonzept berücksichtigt diese modernen Erkenntnisse der Sportmedizin. Es empfiehlt ein regelmäßiges, individuelles Bewegungsprogramm, basierend auf den Prinzipien der ayurvedischen Medizin.

Wenn Sie täglich nur einige Minuten Sport ohne Anstrengung und Leistungsdruck ausüben, werden Sie

- mehr Energie gewinnen,
- mehr Lebensfreude erfahren,
- widerstandsfähiger gegen Infektionskrankheiten werden,
- Ihre sexuelle Energie stärken,
- Herz-Kreislauf-Erkrankungen vorbeugen und
- Ihr Leben auf gesunde und glückliche Weise verlängern.

Das sollten Sie beachten:

- **Sport und Training müssen Freude bereiten und ein Höchstmaß an Wohlbefinden schaffen, sowohl während als auch nach der Ausübung.** Richtig durchgeführter Sport dient dazu, Körper und Geist zu stärken und Stress abzubauen und nicht neuen Stress, Verletzungen, Überanstrengungen, Erschöpfung entstehen zu lassen. Auch wenn Sie nur mit 50 Prozent Ihrer Leistungsfähigkeit üben, steigern Sie diese täglich schonend und effektiv.

- **Sportart, Trainingsprogramm und Trainingszeiten sollten Ihrem ayurvedischen Typ angepasst sein.** Die ayurvedischen Konstitutionstypen und typgerechte Sportarten beschreibe ich ausführlich in meinem Buch *Ayurveda – das Geheimnis Ihres Typs* (Seite 251–266).
- **Jeder Mensch ist von Geburt an ausgestattet mit einer inneren Intelligenz, die ihn lenkt und führt.** Vertrauen Sie daher Ihrer inneren Wahrnehmung und hören Sie während des Sports auf Ihren Körper, der Ihnen das richtige Maß an Bewegung und Training mitteilt.

GESUND DURCH DIE VIER JAHRESZEITEN

Frühling, Sommer, Herbst und Winter haben ihre eigenen Gesetze und stellen besondere Anforderungen an die Anpassungsfähigkeit Ihrer Doshas. Durch richtiges Verhalten können Sie sich aber auf die veränderten Wetter- und Klimabedingungen einstimmen und auf diese Weise gesund im Rhythmus mit der Natur und den vier Jahreszeiten leben.

TIPP FRÜHJAHRSMÜDIGKEIT MUSS NICHT SEIN

Im Frühjahr häuft sich Kapha in der Natur und in unserem Organismus an. Wenn die Schneeschmelze einsetzt und nach den ersten warmen Strahlen der Frühlingssonne die Krokusse aus dem Erdboden sprießen, dann zeigen sich oft auch die ersten Symptome von zu viel Kapha im Körper: Müdigkeit und Schweregefühl, Verschleimung der Atemwege oder auch erste Anzeichen von Heuschnupfen durch die früh blühenden Bäume usw. Dem können Sie wirksam entgegensteuern.

- **Passen Sie Ihre Ernährung an.** Folgen Sie den allgemeinen Regeln zur Balancierung von Kapha (siehe Seite 22f.). Meiden Sie vor allem Süßes, Saures und Salziges sowie schwer verdauliches Essen, sie vermehren Kapha. Bittere, herbe und scharfe Speisen dagegen beleben den Stoffwechsel, regen die Ausscheidungen an und reinigen die *Srotas* (feine Kanäle des Körpers, in denen Substanzen transportiert werden). Auf Milchprodukte, vor allem Sauermilcherzeugnisse, sollten Sie für einige Tage ganz verzichten, bis Sie sich wieder aktiv fühlen. Auch Fleisch und Wurstwaren sowie fette Speisen sollten Sie meiden oder zumindest erheblich reduzieren.

- **Leichtes Fasten entlastet und baut überschüssiges Kapha ab.** Stoffwechselanregende Kräutersuppen, ein Teetag oder die bewährte ayurvedische Reisfastenkur entschlacken wirksam (siehe Tipp Seite 265 f.).
- **Kapha-Tee belebt und reinigt.** Zwei bis drei Tassen Kapha-Tee aktivieren den Stoffwechsel ohne aufzuregen (siehe Tipp Seite 42 f.). Auch das Kapha-Vitalgetränk (siehe Tipp Seite 24.) regt den Stoffwechsel an, reinigt und entschlackt.
- **Heißes Wasser hilft entschlacken.** Legen Sie eine Woche Intensivtherapie mit heißem Wasser ein: halbstündlich zwei bis drei Schluck, insgesamt einen halben bis ganzen Liter über den Tag verteilt.
- **Ingwer heizt den Verdauungsofen an.** Ingwertee, tagsüber getrunken, stärkt Agni, hilft angesammelte Gifte und Schlacken zu verbrennen und auszuleiten, erfrischt und belebt und hat zusätzlich all die guten Wirkungen des Ingwers (Zubereitung siehe Tipp Seite 97).
- **Rasayanas beleben den Geist.** Geistige Schwerfälligkeit, Denkmüdigkeit oder sogar Schwermut im Frühjahr sind ebenfalls Ausdruck von übermäßiger Ansammlung von Kapha im Stoffwechsel. Hier schaffen Rasayanas zur Entschlackung und Belebung des Stoffwechsels Abhilfe. Nehmen Sie vom *Kapha-mental-Rasayana* zwei- bis dreimal täglich eine Kräutertablette.
- **Rasayanas reinigen und entgiften.** In Verbindung mit leichter Kost, heißem Wasser oder mildem Fasten leiten die folgenden Rasayanas wirksam angesammeltes Ama aus: *Ama-Clean* und *Ama-Clean G* zur Entschlackung, dreimal eine Tablette mit heißem Wasser. Triphala Tabletten: vor dem Schlafengehen eine bis vier Tabletten, je nach Stuhlgang (siehe Seite 105 – 108).

TIPP KÜHL DURCH DEN SOMMER

Wenn die Temperaturen im Sommer steigen, nimmt Pitta in der Natur und in unserem Körper zu. Da der Körper aber die natürliche Tendenz hat, Ausgleich zu schaffen, reduziert er sein inneres Feuer (Agni). Dies führt zu einer Drosselung der Wärmebildung, einer Verlangsamung des Stoffwechsels und damit auch zu einer Reduzierung der Verdauungskraft. Die Folgen sind: Es fällt schwer, bei großer Hitze körperlich oder geistig aktiv zu sein, der Appetit ist meist gering, man ist oft schon mit Früchten oder Salaten zufrieden und sucht Kühlung und Schatten. Geben Sie dieser natürlichen Tendenz nach und passen Sie die Ernährung und die Aktivitäten den äußeren Umständen an.

Hier einige Tipps des Maharishi Ayurveda, die das Verdauungsfeuer und den Stoffwechsel stärken, aber gleichzeitig das starke Pitta in der Natur ausgleichen.

- **Bereiten Sie ein leicht verdauliches, ausgewogen gewürztes Essen zu.** Reduzieren Sie salzige, saure, zu scharfe und sehr heiße Nahrung. Wählen Sie stattdessen Speisen mit den Geschmacksrichtungen süß, bitter und herb, da diese Pitta ausgleichen. Da das Verdauungsfeuer aber wegen der äußeren Hitze nur schwach arbeitet, ist es sinnvoll und in den heißen Ländern der Erde auch Tradition, die Speisen gut zu würzen. Dabei sollten Sie solche Gewürze verwenden, die zwar das Verdauungsfeuer anregen, aber nicht gleichzeitig Pitta zu sehr erhöhen. Der Ingwer ist hier an erster Stelle zu nennen. Aber auch frische Gartenkräuter und andere milde Gewürze wie Koriander, Fenchel, Gelbwurz, Kardamom, Zimt oder Safran sind zu empfehlen.
- **Bevorzugen Sie leichte Sommergerichte** mit Gurken, Zucchini, Kürbis, Karotten, Spargel, Broccoli, Blumenkohl, Salat, Basmati-Reis, Weizen, Ghee, Hüttenkäse, Lassi, gelben Mungo-

bohnen, Olivenöl, Kokosöl, Mandeln, süßen Früchten und Sharkara-Zucker (vollwertiger Rohrzucker, der nach ayurvedischen Prinzipien von Säure bildenden Stoffen gereinigt und qualitativ verfeinert wurde).

- **Reduzieren Sie folgende Speisen:** Nicht-Vegetarier sollten zumindest rotes Fleisch meiden und auf leichter verdauliches und weniger Pitta-erhöhendes Geflügelfleisch ausweichen. Auch Fisch, vor allem Seefisch und wenn er bei der Zubereitung intensiv gesalzen und gewürzt wird (gegrillter Fisch zum Beispiel), erhöht deutlich Pitta. Wurstwaren sind in der Regel scharf gewürzt, erhöhen Pitta, ebenso scharfer oder gesalzener Käse und alle Sauermilchprodukte, mit Ausnahme von Lassi. Aber auch einige andere Nahrungsmittel und natürlich scharfe Gewürze heizen ein und bringen zum Schwitzen, wenngleich auch tendenziell natürlich weniger als die tierischen Produkte: Rote Bete, Auberginen, Rettich, Tomaten, scharfe Paprika, Zwiebeln, Knoblauch, Hirse, Roggen, Mais, Buchweizen, saure Früchte (Orangen, Grapefruit, Zitronen), Sesam, Cashewnüsse, Honig, Melasse, zu scharfe und erhitzende Gewürze (Pfeffer, Chilies, Senfkörner, Nelken, Kümmel), Salz, Essig, Ketchup, Alkohol.
- **Essen Sie nur, wenn Sie wirklich Hunger haben.** Das Verdauungsfeuer arbeitet wegen der äußeren Hitze nur auf Sparflamme. Achten Sie aus diesem Grund auch darauf, nur in Maßen zu essen. Leichte Speisen sind zu bevorzugen: Gemüsesuppen, Gemüsereis oder Nudeln. Salate als Beilagen sind jetzt das Richtige. Auch Obst ist leicht und belastet den Körper kaum. Würzen Sie mit Pitta-Churna und benutzen Sie Ghee (siehe Tipp Seite 34–36) oder Kokosfett zum Kochen. Dieses kühlt Pitta neben Ghee von allen Fetten am meisten.
- **Trinken Sie heißes Wasser auch im Sommer – nur scheinbar paradox.** In vielen heißen Ländern wird traditionell nicht die eiskalte Cola, sondern etwas Warmes getrunken!

Warum? Wenn Sie Kaltes trinken, muss dieses erst in Ihrem Inneren auf Körpertemperatur erwärmt werden. Der Verdauungsofen wird also eingeheizt. Die Folge ist vermehrtes Schwitzen und schon bald wieder Durst. Versuchen Sie es dagegen mit heißem Wasser oder Tees mit Kräutern, die Pitta kühlen (siehe unten). Durch die warmen Getränke wird der innere Thermostat niedriger gestellt, und Sie reduzieren damit sekundär Ihre Körperwärme. Das Wasser sollte allerdings nicht kochend heiß sein, warm ist ausreichend.

- **Löschen Sie den Durst mit Pfefferminz- oder Pitta-Tee.** Die Pfefferminze gehört zu den kühlenden Pflanzen. Eine Tasse, zubereitet mit frischen Pfefferminzblättern, erfrischt und belebt an heißen Sommertagen. Ideal ist auch der Pitta-Tee (siehe Tipp Seite 42), von dem Sie mehrere Tassen trinken können.
- **Verwenden Sie Pitta-Aromaöl.** Auch der kühl-süße Duft von Pitta-Aromaöl erfrischt und schafft an heißen Sommertagen eine angenehme Raumatmosphäre.

TIPP LASSIS FÜR DIE HEISSEN TAGE

Lassis erfrischen und werden deshalb in vielen heißen Ländern Asiens und des Orients getrunken. Das Grundrezept finden Sie auf Seite 37 f. Hier drei Rezepte, die ideal für die heiße Jahreszeit sind:

Pfefferminz-Lassi
Pfefferminze gehört zu den kühlenden Pflanzen, ein Lassi mit frischer Pfefferminze schmeckt köstlich, belebt und erfrischt.

So wird's gemacht:
Pro Glas einen halben Teelöffel sehr klein geschnittene, frische Pfefferminze hinzufügen (falls keine frische Pfefferminze verfügbar ist, kann man auch getrocknete Pfefferminze benutzen).

Kokos-Lassi
Das Fruchtfleisch und die Milch der Kokosnuss sind pures Kapha, sie löschen den Durst, kühlen Pitta und verleihen bei Erschöpfung an heißen Tagen des Jahres neue Kräfte.

So wird's gemacht:
Dem Lassi einen Schuss Kokosmilch oder püriertes Kokosmark, eine Prise Vanille und Zucker hinzufügen.

Rosen-Lassi
Auch Rosenwasser wirkt kühlend und verleiht einem Lassi den besonderen Geschmack.

So wird's gemacht:
Vor dem Mixen ein paar Tropfen Rosenwasser zugeben. Nach Wunsch mit Zucker oder Sharkara süßen.

TIPP GESUND IN DEN HERBST

Der Herbst ist wie das Frühjahr eine Übergangszeit, geprägt von den Einflüssen von Vata und Kapha in der Natur. Im Spätsommer werden die Abende schon kühler und feuchter, und im Oktober und November zeigen Nebel und Regen den zunehmenden Kapha-Einfluss in der Natur. Erkältungen, Bronchitis oder Erkrankungen der Nasennebenhöhlen nehmen zu. Es ist höchste Zeit, vorbeugend etwas dagegen zu tun. Der Wandel vom Sommer zum Herbst und Winter wird außerdem von Vata herbeigeführt, die Herbststürme kündigen die Veränderung an. Vata-Symptome wie unruhiger Schlaf, Gelenk- und Rückenschmerzen, psychische Unausgeglichenheit können sich vermehrt einstellen, wenn wir nicht durch einfache, aber wirksame ayurvedische Mittel und Verhaltensweisen entgegensteuern.

- **Beachten Sie die Empfehlungen zum Balancieren von Vata (siehe Tipp Seite 16 f.) während der windigen Übergangszeiten.** Besonders warme Getränke, Ölmassagen, Vata-Tee, die Vata-Gewürzmischung und vermehrte Ruhe und Regeneration sind jetzt angezeigt.
- **Achten Sie auch auf Ihr Kapha.** Mit zunehmendem Einfluss von Kälte und Feuchtigkeit sollten Sie die Tipps zur Balancierung dieses Doshas (siehe Tipp Seite 22 f.) befolgen.
- **Führen Sie eine Entschlackungskur durch.** Sollten Sie sich verschlackt fühlen, dann ist jetzt noch einmal, vor dem Winter, eine gute Gelegenheit dafür: Die Heißwasser-Trinkkur (siehe Seite 30–33), aber auch die milde Reisfastenkur (siehe Tipp Seite 265–267) sind angenehm und wirksam.
- **Schützen Sie sich vor Infekten durch Amrit Kalash** (siehe Tipp Seite 43 f.).

TIPP STABIL DURCH DEN WINTER

Der kalte Wind und die trockene Kälte des Winters erhöhen Vata im Körper. Sie brauchen daher während dieser Jahreszeit vor allem Wärme, mehr Ruhe, gutes, warmes Essen und eine sorgfältige Pflege der Haut, die zur Austrocknung neigt. Auf Grund der äußeren Kälte ist im Winter das innere *Agni* – das Verdauungs- und Stoffwechselfeuer – normalerweise stärker als zu den anderen Jahreszeiten. Deshalb können und sollten Sie in dieser Jahreszeit kräftiger und reichhaltiger essen.

- **Beachten Sie alle Empfehlungen zur Balancierung von Vata** (siehe Tipp Seite 16 f.), vor allem in Bezug auf Ihre Ernährung: Bevorzugen Sie warme und nahrhafte Speisen (zum Beispiel Eintöpfe, Nudelgerichte, Aufläufe), Milchprodukte (zum Beispiel Sahne, Milchreis), Nüsse und Mandeln, auch eingeweichte Trockenfrüchte wie Datteln, Rosinen oder Feigen (mit Sahne und Gewürzen wie Ingwer, Kardamom, Kurkuma und Zimt). Reduzieren Sie dagegen Rohkost, Salate, Kohlsorten und trockene Speisen.
- **Benutzen Sie zum Kochen immer etwas Ghee.** Es schützt die Zellen und Organe vor dem austrocknenden Einfluss von Vata.
- **Verwenden Sie Vata beruhigende und erwärmende Gewürze:** Zimt, Fenchel, Anis, Muskat, Kümmel, Kardamom, Süßholz, Nelken, frischen Ingwer, Petersilie oder Basilikum.
- **Schützen Sie sich mit dem Rasayana Amrit Kalash vor Infekten in der kalten Jahreszeit** (siehe Tipp Seite 43 f.).
- **Gönnen Sie sich ein Abhyanga mit Sesamöl oder Vata-Massageöl und anschließendem warmen Bad.** Es schützt und pflegt die Haut, durchwärmt den ganzen Körper und beugt einem Vata-Ungleichgewicht vor. Auch ein warmes Fußbad am Abend beruhigt Vata auf wohltuende Weise.

KRÄUTER UND GEWÜRZE FÜR IHRE AYURVEDISCHE HAUSAPOTHEKE

Die Investition in eine vielseitig einsetzbare, ayurvedische Haus- und Gewürzapotheke ist gering. Etwas frische Ingwerwurzel, Zitrone, Honig, Butterschmalz, Milch, Lassi, einige Gewürze, die Sie vermutlich bereits im Küchenschrank haben, einige wenige ayurvedische Fertigpräparate und etwas Know-how reichen völlig aus, um für eine Vielzahl von Beschwerden des täglichen Lebens effektive Heil- und Hausmittel parat zu haben. Bewahren Sie die Kräuter und Gewürze in lichtgeschützten Behältern auf und achten Sie auf gute Qualität, bevorzugen Sie also Produkte aus biologischem Anbau oder aus Wildkräutersammlung. Die meisten Kräuter und Gewürze erhalten Sie in Reformhäusern und Bioläden, Spezialitäten wie Sharkara, den ayurvedischen Zucker, Langkornpfeffer, gemahlene Lotussamen oder ayurvedische Kräutermixturen im Kräuter-Fachhandel, in speziellen Ayurveda-Shops oder im Ayurveda-Versandhandel (entsprechende Adressen finden Sie im Anhang).

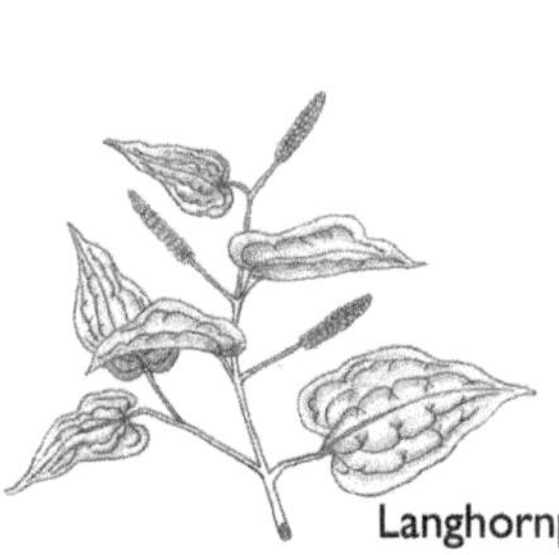

Langhornpfeffer

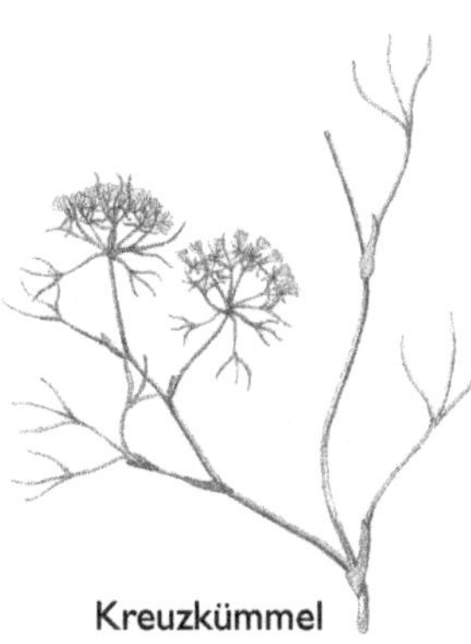

Kreuzkümmel

Hier eine Übersicht der wichtigsten Zutaten, die Sie für die jeweiligen Rezepte und Tipps benötigen:

Lebensmittel:
Ghee, Milch, Lassi, Honig, Zitrone, Granatapfel (saisonal), Sesamöl, Mandelöl, Olivenöl, Mandeln, Datteln, Rosinen

Wurzeln:
Ingwer, Süßholz

Gewürze und Kräuter:
Kardamom, Kurkuma, Koriander, Anis, Fenchel, Kümmel, Zimt, Safran, Muskatnuss, Steinsalz, Langkornpfeffer, Kreuzkümmel, Ajowan, Asafoetida, Galgant, Hibiskusblüten, Bockshornkleesamen

Ayurvedische Spezialitäten:
Triphala-Tabletten, Minzöl, Nasenöl, Gelenk- und Rheumaöl, Shatavari-Pulver, Ashwagandha-Tabletten, Vata-, Pitta-, Kapha-Aromaöl, Vata-, Pitta-, Kapha-Churna, Vata-, Pitta-, Kapha-Tee, Weihrauchöl, Halspastillen

Frischpflanzenextrakte:
Aloe-vera-Saft

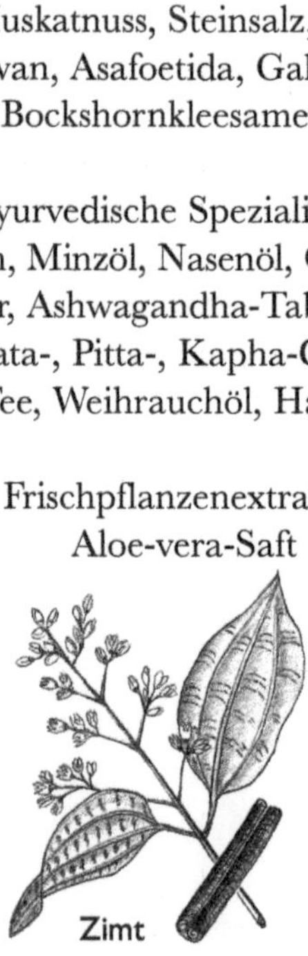

ALOE VERA

Sanskrit: *Kumari**

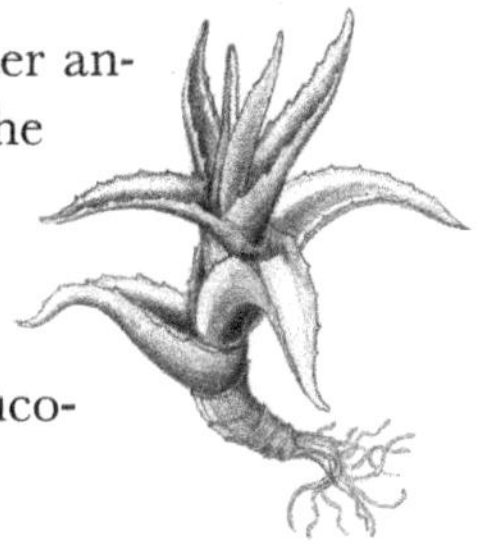

Forschungen zeigen, dass Aloe-Vera-Saft unter anderem bei Brandwunden außergewöhnliche Heilerfolge erzielt. Die wertvollen, heilenden Wirkstoffe enthalten der Frischpflanzensaft und das Blattgel der Aloe. Es ist reich an Vitaminen, Mineralien, Spurenelementen, Mucopolysacchariden und anderen Vitalstoffen.

Aloe-Vera-Gel äußerlich angewendet

- beschleunigt die Bildung neuer Hautzellen und unterstützt damit die Wundheilung bei Verbrennungen, Geschwüren oder Verletzungen,
- desinfiziert, bindet die Feuchtigkeit der Haut und lässt sie geschmeidig werden.

Diese Eigenschaften machen es zu einem beliebten Zusatz kosmetischer Produkte.

Hinweise: Bei den genannten Hautverletzungen zweimal täglich reines Aloe-Vera-Gel auftragen. Bei Herpes hilft auch eine Paste aus Aloe Vera und Kurkuma.

* Für die hier vorgestellten Kräuter und Gewürze finden sich in der Literatur verschiedene Sanskritbezeichnungen. Da es den Rahmen meines Buches sprengen würde, alle aufzuführen, werden im Folgenden nur die meiner Einschätzung nach gebräuchlichsten genannt.

Aloe-Vera-Frischsaft oder -Gel innerlich genommen

- verbessert die Verdauungskraft, reguliert die Darmperistaltik, wirkt entblähend und führt mild ab (Gel),
- stärkt die Funktionen von Leber und Milz,
- fördert die Sehkraft,
- scheidet überschüssiges Gewebewasser aus, hilft also gegen Ödeme,
- wirkt schweißtreibend und fiebersenkend,
- kräftigt die Gebärmutter,
- wirkt verjüngend und allgemein stärkend und balanciert alle drei Doshas.

Hinweise: Verwenden Sie am besten nur hochwertigen Aloefrischsaft aus handverlesenen Aloeblättern ohne Konservierungs- und Geschmacksstoffe. Man muss bei der Verwendung der Aloe den sehr bitteren gelben Saft aus der Blattrinde (Blattharz = Aloin) von dem klaren und transparenten Pflanzengel unterscheiden und sorgsam trennen, was maschinell nicht immer vollständig gelingt. Der bittere Aloinsaft wird nämlich als Trockenextrakt zu einem stark wirkenden Abführmittel verarbeitet. Eine längere innerliche Anwendung schadet aber bekanntlich dem Darm und sollte daher unbedingt vermieden werden. Wenn Sie an Darmträgheit leiden, helfen Ihnen viel besser und vor allem natürlicher die Tipps der ayurvedischen Medizin (siehe Seite 221–223), die weitaus nützlicher und vor allem heilsamer sind als die bloßen Abführmittel.

Eine Trinkkur von ein- bis zweimal täglich je 20 bis 25 Milliliter des reinen, aloinfreien Saftes über einen Zeitraum von ein bis zwei Monaten entfaltet die guten Wirkungen der Aloe.

Bei Hautkrankheiten, zum Beispiel Neurodermitis, kann es zu Beginn der Einnahme des Saftes, vor allem wenn keine begleitende ausleitende Behandlung durchgeführt wird, zu einer Aktivierung der Hauterscheinungen kommen. Stimmen Sie sich daher bei Hautkrankheiten vorher mit Ihrem Arzt ab.

TIPP ALOE-VERA-GEL BEI SCHLECHT HEILENDEN WUNDEN UND HAUTGESCHWÜREN

Der frische Presssaft der Aloe, auch das Gel, verbessern die Heilung von Geschwüren und Wunden. Vor allem beim »offenen Bein« als Folge von Venenthrombosen und Stauungen durch Krampfadern erweist sich die äußerliche Anwendung der Aloe oft als segensreich.

So wird's gemacht:
Zweimal täglich Aloe-vera-Frischsaft oder -Gel mit einem Holzspatel dünn auf die Wunde auftragen, wenn möglich offen lassen. Bis zur vollständigen Abheilung anwenden.

ANIS, FENCHEL UND KÜMMEL

Sanskrit: *Shatapushpa, Madhurika, Jiraka*

Die bekannten Küchengewürze werden hauptsächlich angewendet, um Blähungen und Darmkrämpfe zu lindern. Sie enthalten unter anderem ätherische Öle, die antibakteriell wirken und Krämpfe im Magen und Darm lösen.

Anis, Fenchel und Kümmel

- helfen gegen Blähungen und lindern Darmkrämpfe, verbessern den Appetit und regulieren die Darmflora,
- lindern Periodenschmerzen,
- beruhigen die Nerven, fördern den Schlaf,
- hemmen Entzündungen und
- regen den Harnfluss an.

Anis wirkt mehr erwärmend als Kümmel oder Fenchel und hilft, Husten zu stillen und Schleim zu lösen. Die ganzen Samen wirken leicht östrogen, regen vermutlich daher die Sexualkräfte und die Milchbildung an.

TIPP TEEMISCHUNG AUS ANIS, FENCHEL UND KÜMMEL

Ein Tee aus den drei Heilpflanzen hat all die auf Seite 86 genannten Wirkungen.

So wird's gemacht:
Je einen gehäuften Teelöffel Anis-, Fenchel- und Kümmel-Samen zerdrücken oder zerstoßen (am besten in einem Mörser), mit 0,25 Liter kochendem Wasser übergießen, sieben bis zehn Minuten ziehen lassen. Ein Tee aus nur einer der drei Heilpflanzen wird entsprechend zubereitet.

Hinweis: Da Anis die Gebärmutter stimuliert, nicht während der Schwangerschaft als Arzneimittel einsetzen.

BASILIKUM

Sanskrit: *Tulasi*

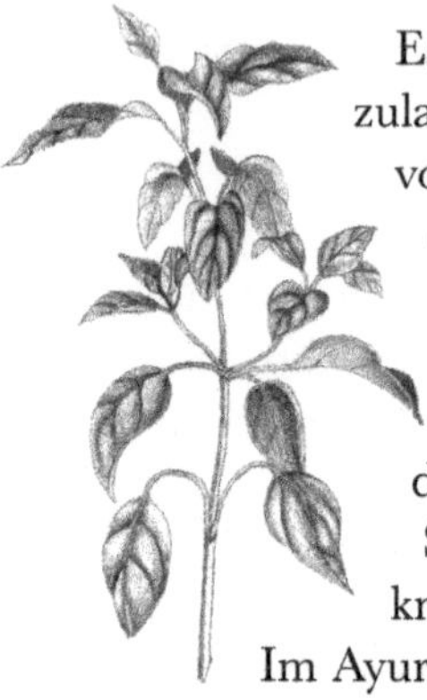

Es gibt gut ein Dutzend Basilikumarten, die hierzulande im Garten wachsen. Medizinisch am wertvollsten ist *Ocimum sanctum*, heiliges Basilikum, das im Sanskrit der ayurvedischen Medizin *Vishnu-priya* oder *Tulasi* heißt. Es gilt hier als rein *sattvisch*, das heißt geistig und spirituell klärend, indem es Herz und Geist öffnet und die guten Qualitäten im Menschen stärkt. In Südafrika heißt Basilikum übrigens »Moskitokraut«, weil sein Duft die Stechmücken vertreibt. Im Ayurveda hat diese uralte Heilpflanze einen breiten Anwendungsbereich, der durch wissenschaftliche Forschung bestätigt und ergänzt wird. So wurde seine blutzuckersenkende Wirkung eingehend erforscht und verschiedene Wirkstoffe, vor allem die ätherischen Öle, identifiziert. Beim Räuchern wirken diese Duftstoffe erfrischend und aufbauend, klären die Gedanken, neutralisieren Stress nach Überarbeitung und können Depressionen vertreiben.

Ein *Tee* oder eine *Abkochung* von Basilikum

- klärt den Geist, neutralisiert Stress und Überforderung (siehe Tipp Seite 154, Seite 205),
- wirkt lindernd und unterstützend bei Atemwegsinfektionen, besonders bei Husten, Bronchitis, Brustfellentzündung und bei Asthma bronchiale (siehe Tipp Seite 154),
- senkt Fieber und wirkt schweißtreibend (siehe Tipp Seite 154),
- hemmt Entzündungen und wirkt antibakteriell,
- löst Krämpfe bei Magen-Darm-Störungen (siehe Tipp Seite 205),

- enthält organisches Kupfer in ionisierter Form, das das Immunsystem stärkt,
- kräftigt Herz und Sexualorgane (siehe Seite 248 ff.).

Ein *alkoholischer Blattextrakt senkt*
- den Blutzuckerspiegel und
- den Blutdruck.

Der *frische Presssaft* der Blätter, regelmäßig *getrunken*,
- ist ein Stärkungsmittel (Rasayana) (siehe Tipp Seite 161), verbessert den Appetit und wirkt wurmtreibend.

Der *frische Presssaft* der Blätter, *örtlich aufgetragen*,
- stillt Schmerzen (zum Beispiel bei rheumatischen Beschwerden), lindert den Juckreiz nach Insektenstichen und wirkt sogar nachweislich gegen Hautpilze (siehe Seite 174).

TIPP BASILIKUMTEE

Basilikumtee ist ein mildes Tonikum und wird vor allem bei Erkältungen und Magen-Darm-Krämpfen eingesetzt.

So wird's gemacht:
Einen Teelöffel getrocknetes oder frisches Basilikumkraut (wenn verfügbar, *Ocimum sanctum*) in eine große Tasse geben, mit heißem Wasser überbrühen, zehn bis 15 Minuten ziehen lassen, warm trinken.

BOCKSHORNKLEE

Sanskrit: *Methika*

Der Bockshornklee ist ein geschätztes ayurvedisches Heilmittel, das vor allem in Nordindien angebaut wird. Er ist pulverisiert oft auch als Gewürz in Currys enthalten. Aus den Samen, die leicht bitter und aromatisch schmecken, kann man heilkräftige Abkochungen, Pulver, Pasten oder Breie herstellen. Sie enthalten neben Eiweiß und fettem Öl unter anderem auch die Vitamine A, B_1 und C sowie Mineralstoffe. Die Hauptwirkrichtungen dieser sehr alten Kulturpflanze sind das Nervensystem, die Atemwege und die Geschlechtsorgane.

Bockshornkleesamen

- sind ein Aphrodisiakum, dienen vor allem als Stärkungsmittel nach auszehrenden Krankheiten, sie unterstützen dabei auch eine Gewichtszunahme, vor allem nach stress- oder krankheitsbedingter Abmagerung,
- regen die Muttermilchbildung an,
- lindern Magenschleimhautentzündungen und Magengeschwüre,
- senken den Blutzuckerspiegel und erhöhtes Cholesterin,
- beseitigen Mundgeruch und verbessern abhandengekommenen Geschmackssinn,
- senken Fieber und unterstützen die Heilung chronischen Hustens,
- fördern das Haarwachstum und
- stärken die Nerven.

Äußerlich kann man den Bockshornklee als Breiumschlag bei Abszessen, Furunkeln und Lymphknotenerkrankungen anwenden.

TIPP BOCKSHORNKLEESAMEN-TONIKUM

Dieses Tonikum ist ein ausgesprochener Energiespender und hilft auch bei sexueller Schwäche nach Krankheiten oder allgemeiner Überforderung.

So wird's gemacht:
Einen Teelöffel Bockshornkleesamenpulver in einer Tasse Milch aufkochen. Zweimal täglich warm trinken. Falls Sie Milch nicht mögen oder vertragen, kochen Sie zwei Teelöffel Bockshornkleesamen in 100 Milliliter Wasser auf 25 Milliliter herunter und trinken diese Menge zweimal täglich.

Hinweis: Nicht während der Schwangerschaft in größeren Mengen essen oder innerlich einnehmen.

GRANATAPFEL

Sanskrit: *Dadimah*

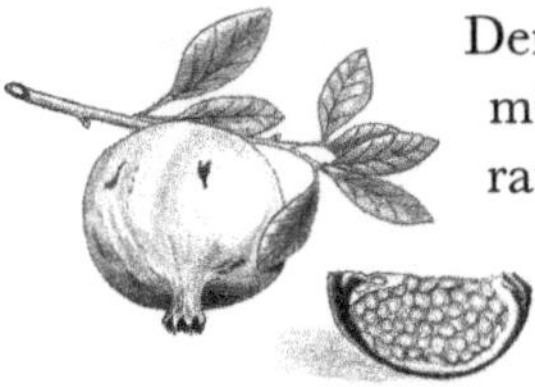

Der Granatapfel ist in ganz Vorderasien heimisch und wurde später auch im Mittelmeerraum eingebürgert. Die Früchte werden im Herbst geerntet und sind in unseren Gemüseläden im Herbst und den ganzen Winter über erhältlich. Zum Verzehr sind Fruchtfleisch, Kerne und Septen (Zwischenwände) geeignet. Die Früchte schmecken süß, sauer und herb, gleichen Pittastörungen aus, stärken das Immunsystem und den gesamten Organismus und sind ein Aphrodisiakum. Sie führen mild ab, stoppen aber andererseits Durchfall und wirken harntreibend.

Der Granatapfel

- fördert die Rekonvaleszenz (hoher Vitamin-C-Gehalt), vor allem nach Durchfallerkrankungen,
- seine Bitterstoffe regen die Neubildung von Leukozyten (weißen Blutkörperchen) an, zum Beispiel nach einer Chemotherapie,
- die adstringierenden Stoffe hemmen Durchfall und beruhigen Darmentzündungen.
- Ayurveda empfiehlt ihn auch bei Anämie, Bronchialerkrankungen, Augen- und Ohrenschmerzen und Milzerkrankungen.
- Die Fruchtschale und Fruchtrinde wirken wurmtötend und wurmtreibend.

Hinweis: Die Fruchtschale und Rinde enthalten giftige Alkaloide, die nur unter ärztlicher Überwachung angewendet werden dürfen (Bandwurmtherapie mit einer Abkochung).

TIPP GRANATAPFELSAFT BEI MAGEN-DARM-BESCHWERDEN

Bei Magen-Darm-Störungen durch falsches Essen oder Infekte wirkt Granatapfelsaft regulierend, beseitigt Blähungen und bessert Durchfall.

So wird's gemacht:
Einen Granatapfel halbieren, das zwischen den Septen liegende Fruchtfleisch mit Kernen mit Hilfe eines Löffels herausschälen und dann den Saft mit einer Fruchtpresse gewinnen. Durch ein Sieb gießen, um die groben Kernteile zurückzuhalten. Täglich ein kleines Glas des Saftes trinken.

HIBISKUSBLÜTEN

Sanskrit: *Japa*

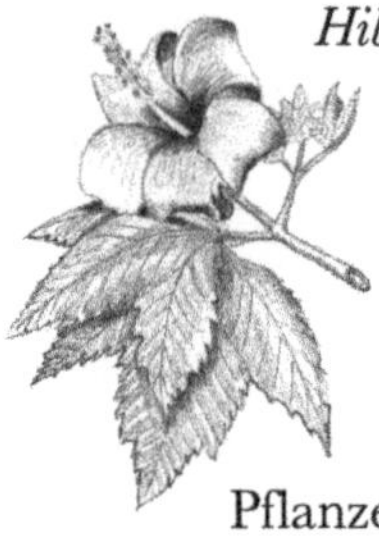

Hibiscus rosa-sinensis (Rosenartige Ketmie, Chinesischer Roseneibisch) hat vielfältige Wirkungen. In der ayurvedischen Medizin werden vor allem die Blüten dieses Malvengewächses als Arznei verwendet, daneben auch die Wurzeln und Samen. Die Blüten von *Japa*, der in indischen Blumengärten beliebten und auch bei uns heimischen Pflanze, schmecken leicht säuerlich, herb und bitter und wirken vor allem blutstillend und entzündungshemmend.

Ein Tee aus Hibiskusblüten

- stillt Blutungen und hemmt die Menstruation, ist daher ein sehr bewährtes Mittel bei zu starker oder anhaltender Regelblutung (siehe Seite 227), bei Zwischenblutungen oder zu häufiger Menstruation (organische Ursachen vom Frauenarzt ausschließen lassen!),
- hilft auch bei Nasenbluten (siehe Seite 230),
- kann bei blutigen Durchfällen und blutenden Hämorrhoiden unterstützend eingesetzt werden (siehe Seite 162), geeignete Diät einhalten,
- beruhigt sanft die Nerven, hilft bei Nervosität und Konzentrationsschwäche (siehe Seite 189),
- unterstützt bei Herzschwäche: regelmäßig eine Tasse morgens und abends,
- lindert Schmerzen, senkt Fieber und wirkt kühlend (siehe Seite 150),
- wirkt blutreinigend und allgemein stärkend: eine bis drei Tassen pro Tag.

TIPP HIBISKUSBLÜTENTEE

So wird's gemacht:
Überbrühen Sie einen Teelöffel der Blüten mit einer Tasse kochendem Wasser und lassen Sie sie fünf Minuten ziehen. Trinken Sie je nach Situation akut oder über einen längeren Zeitraum eine bis drei Tassen pro Tag.

Hinweis: Der Tee wirkt menstruationshemmend, also nicht bei zu schwacher oder häufig ausbleibender Menstruation trinken.

INGWER

Sanskrit: *Sunthi* (in getrocknetem Zustand),
Ardraka (in frischem Zustand)

Die Ingwerwurzel gibt den Speisen eine erfrischend-belebende Würze und gilt als wahres Wundermittel gegen eine Vielzahl von Beschwerden. Ihre Heilwirkung wurde wissenschaftlich gut untersucht. Ihr medizinischer Nutzen ist vor allem dem ätherischen Öl Gingerol und den Scharfstoffen zu verdanken.

Ingwer stärkt insbesondere Agni, das Verdauungs- und Stoffwechselfeuer, ohne die Körperhitze insgesamt zu erhöhen, wie es andere scharfe Gewürze tun. So können daher zum Beispiel Frauen in den Wechseljahren, die an Hitzewallungen leiden, in der Regel problemlos mit Ingwer würzen, ohne ihr *Pitta* unangemessen anzuregen.

Die Heilsubstanzen der Ingwerwurzel

- lindern wirksam Verdauungsbeschwerden wie Magenverstimmung, Übelkeit, Brechreiz, Völlegefühl, Sodbrennen, Blähungen und Koliken, regulieren und stärken die natürliche Darmflora und unterstützen Entgiftung und Ausleitung durch den Darm,
- helfen gegen Übelkeit bei Reisekrankheit, Schwangerschaftserbrechen und gegen die Übelkeit nach einer Narkose (nachgewiesen effektiver als konventionelle Medikamente),
- lindern akuten Durchfall,
- regulieren den Kreislauf, sie senken zu hohen Blutdruck, regen aber bei zu niedrigem Blutdruck den Kreislauf an und fördern den Blutfluss zur Hautoberfläche (hilfreich bei Frostbeulen und Durchblutungsstörungen von Händen und Füßen),

- verdünnen das Blut und beugen so wirksam der Thrombosebildung vor,
- senken ernährungsbedingt erhöhtes Cholesterin,
- lindern Entzündungen und Schmerzen, stärken das Immunsystem und wirken hustenstillend.

Hinweis: Frischer Wurzelsaft ist bei manchen Gesundheitsstörungen, wie Durchfall (siehe Tipp Seite 216) oder akuter Übelkeit (siehe Tipp Seite 218) wirksamer als das getrocknete Wurzelpulver, das überdies schärfer und reizender ist.

TIPP INGWERTEE ERFRISCHT, ENTSCHLACKT UND STÄRKT DIE VERDAUUNGSKRAFT

All die genannten Heilkräfte des Ingwers enthält ein erfrischender und reinigender Ingwertee.

So wird's gemacht:
Zu einem Liter heißem Wasser (zehn Minuten bei offenem Deckel gekocht) ein oder zwei Scheiben Ingwerwurzel geben und in der Thermoskanne warm halten.
Tagsüber tassenweise gut warm trinken.

KORIANDER

Sanskrit: *Dhanyaka*

Koriander ist eine sehr alte Gewürz- und Heilpflanze, die sowohl in den ayurvedischen Sanskritschriften als auch in antiken ägyptischen Papyri und im Alten Testament (2. Buch Moses 16.13) erwähnt wird. Die Blüten des frischen Korianders riechen nach Wanzen, was dem Koriander seinen Namen gab: *Kori* bedeutet im Griechischen *Wanzen.* Im Deutschen wird der Koriander daher oft noch als *Wanzenkümmel* bezeichnet. Koriander ist übrigens ein wesentlicher Bestandteil des *Currypulvers,* sowohl des nordindischen *Garam masala* als auch des südindischen *Sambaar podi.* Diese Gewürzpflanze enthält ätherisches Öl, das hauptsächlich für seine vielfältigen Wirkungen verantwortlich ist.

Kaltauszüge, Tees, Extrakte oder Pulverisierungen der Früchte und Blätter von Koriander

- helfen bei Störungen im Magen- und Darmbereich (treiben Blähungen, lösen Krämpfe, regen die Tätigkeit der Darmmuskulatur an, stärken den Magen),
- wirken auf die Nerven beruhigend,
- unterstützen bei Diabetes, da er offenbar die Freisetzung von Insulin stimuliert und selbst insulinähnliche Wirkungen hat.
- Neuere wissenschaftliche Untersuchungen zeigen, dass Koriander Schwermetalle bindet und ausleitet, weshalb er wirksam zur Entgiftung eingesetzt werden kann (bekannt als Cilantro, ein Extrakt aus Korianderblättern). Eine Schwermetallausleitung mit Koriander sollte jedoch nicht in Eigenregie, sondern immer mit Hilfe eines erfahrenen Arztes durchgeführt werden.

- Im Ayurveda gilt Koriander als harntreibend, entzündungshemmend und allgemein Pitta-Störungen lindernd, vor allem bei Entzündungen in den Harnwegen.
- Das Kauen von Koriandersamen hilft gegen Mundgeruch und eine Augenwäsche mit einer Abkochung der Korianderfrüchte gegen Bindehautentzündung.

TIPP KORIANDER BEI HAUTAUSSCHLÄGEN

Bei einem juckenden oder brennenden Hautausschlag, zum Beispiel mit Quaddelbildung (Urticaria) als Folge einer Allergie oder einer Kontaktdermatitis (Hautentzündung durch Unverträglichkeit eines Fremdstoffes), können Sie als erste wirksame Maßnahme Koriander äußerlich und innerlich anwenden.

So wird's gemacht:
Ein zerriebenes frisches Korianderblatt direkt auf die betroffenen Hautstellen auflegen. Das beruhigt die Entzündung und lindert das Brennen oder Jucken. Zusätzlich Koriandertee trinken: Einen Teelöffel Koriander-Samen mit einer Tasse heißem Wasser überbrühen, zehn Minuten ziehen lassen (siehe auch Tipp Seite 144).

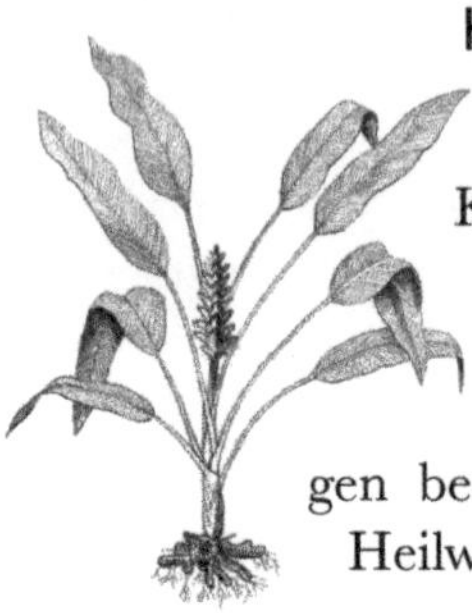

KURKUMA (GELBWURZ)

Sanskrit: *Haridra*

Kurkuma ist das Gewürz, das dem Curry seine gelbe Farbe verleiht. Sie erhalten das Gelbwurzpulver heute in jedem Gewürzladen. Moderne pharmakologische Untersuchungen bestätigen seine seit Jahrtausenden bekannten Heilwirkungen.

Kurkuma

- fördert den Gallefluss, unterstützt und verbessert die Leberfunktion und hilft gegen Übelkeit,
- regt die Schleimbildung im Magen an, schützt so den Magen und lindert Magenschmerzen,
- wirkt antiallergisch, ist daher ein Hausmittel bei Heuschnupfen (siehe Tipp Seite 121),
- hemmt die Blutgerinnung, wirkt also antithrombotisch,
- lindert Entzündungen, zum Teil stärker als Hydrocortison,
- hilft den Cholesterinspiegel zu senken,
- ist ein wirksames Antioxidans und
- wirkt antibakteriell und fördert die Wundheilung bei äußerlicher Anwendung (siehe Tipp Seite 119).

TIPP GELBWURZPULVER BEI SCHWELLUNGEN

Gegen Schwellungen nach einer Verletzung oder bei rheumatischen Entzündungen kann ein Breiumschlag mit Gelbwurzpulver gut helfen.

So wird's gemacht:
Je nach Größe der Schwellung einen Teelöffel bis einen Esslöffel Gelbwurzpulver mit gleichen Teilen Ghee (siehe Tipp Seite 34–36) oder der Hälfte der Menge Salz (einen halben Teelöffel bis Esslöffel) verrühren und auf die betroffene Stelle auftragen. Mit einer Binde oder Kompresse abdecken und belassen, solange es angenehm für Sie ist.

MUSKATNUSS

Sanskrit: *Jatiphalah*

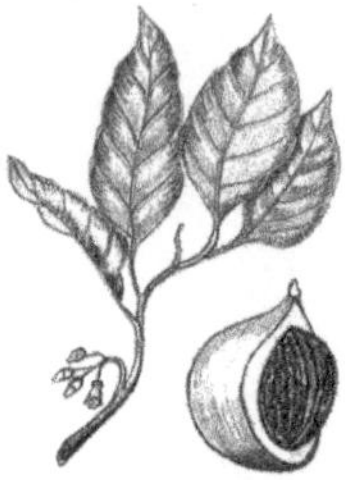

Die Nuss des Muskatbaumes ist ein Stärkungs- und Beruhigungsmittel.

Eine kleine Menge Muskatpulver (eine Prise)

- fördert den Schlaf,
- wirkt antiseptisch,
- hilft bei akuten Magen-Darm-Störungen wie Durchfall, Erbrechen und Übelkeit, wirkt entblähend und appetitanregend,
- lindert Zahnschmerzen,
- stärkt die Gebärmutter nach der Geburt und ist ein Aphrodisiakum (Sexual- und Nerventonikum).

TIPP MUSKATMILCH

Muskatmilch ist ein wertvolles Tonikum und verschafft bei den oben beschriebenen Beschwerden Linderung.

So wird's gemacht:
Eine kleine Messerspitze Muskatpulver in einer Tasse Milch aufkochen und bei Bedarf oder bei Schlafstörungen vor dem Zubettgehen trinken. Das vorangehende Abendessen sollte leicht und vegetarisch gewesen sein.

Hinweis: Nur in geringen Mengen, maximal eine Prise bis eine kleine Messerspitze, verwenden, da höhere Dosierungen giftig sind.

SÜSSHOLZ

Sanskrit: *Madhuka*

Die Wurzel von Süßholz ist Zusatz zahlreicher pflanzlicher Heilmittel und medizinischer Tees und wird auch als Hausmittel bei unterschiedlichen Gesundheitsstörungen eingesetzt.

Die Süßholzwurzel

- ist ein wertvolles Rasayana, wirksames Nerventonikum und
- stark entzündungshemmendes Mittel (zum Beispiel gegen Arthritis, Magen-Darm-Entzündungen),
- stärkt die Augen und die Sehkraft,
- lindert Asthma, Bronchitis und Erkältungskrankheiten (sie löst unter anderem den Schleim),
- hilft gegen Magengeschwüre (indem es die Sekretion von Magensäften verringert und eine dicke Schutzschicht auf den Magenschleimhäuten bildet) und
- wirkt überdies mild abführend.

Wissenschaftler haben festgestellt, dass die Lakritzwurzel die Wirkung von körpereigenem Cortison verstärkt, das heißt, dass sie zum Beispiel bei erhöhter Stressbelastung die Funktion der Nebennierenrinde unterstützt. Man hat auch die naturheilkundliche Erfahrung bestätigt, nach der sie bei Magengeschwüren und Sodbrennen hilfreich ist und äußerlich bei Herpesbläschen und Mundschleimhautgeschwüren Linderung verschafft. Der Wirkstoff der Süßholzwurzel, das Glycyrrhizin, hemmt aber nicht nur die Herpes-, sondern auch andere Viren und hilft sogar bei chronischer Hepatitis und Leberzirrhose.

TIPP SÜSSHOLZABKOCHUNG

Diese Abkochung hat die oben beschriebenen Wirkungen und ist vor allem bei Erkältungskrankheiten und Heiserkeit empfehlenswert.

So wird's gemacht:
Einen Esslöffel Süßholzwurzel (klein zerstückelt) in einem Liter Wasser zehn Minuten kochen, abseihen und gut warm in kleinen Schlucken trinken.

TRIPHALA

Triphala ist vielleicht die berühmteste ayurvedische Arzneimischung und ein fast universelles Heilmittel. Tri-*phala* heißt wörtlich »drei Früchte«, und die haben es in sich. In den alten Texten werden die drei Myrobalanenfrüchte *Haritaki, Bibitaki* und *Amalaki* in den höchsten Tönen wegen ihrer Heilkraft und fast universellen Anwendbarkeit gelobt. Sie gelten als ausgesprochen potente *Rasayanas,* also Stärkungsmittel, die gleichzeitig den Körper reinigen und seine Widerstandskraft stärken und erhalten. In Indien sagt man, wenn ein Arzt Triphala richtig einzusetzen vermag, dann könne er alle Krankheiten damit heilen. Die moderne Wissenschaft bestätigt viele dieser von den Vaidyas, den ayurvedischen Ärzten, seit Jahrtausenden genutzten Heilwirkungen.

Triphala gibt es in unterschiedlichen Zubereitungsformen: als Pulver, Marmelade, Tabletten oder in Form von Getränken aufbereitet oder auch eingearbeitet in Ghee. Triphala kann äußerlich als Abkochung, die man als Paste aufträgt, oder als Zusatz im Dampfbad zur Reinigung der Haut und Heilung bei Hautkrankheiten eingesetzt werden. Innerlich ist Triphala eine der wirkungsvollsten Pflanzenkombinationen zur Ausleitung von Stoffwechselgiften. Es wird jedoch auch für kurzfristiges Abführen bei Reinigungs- und Fastenkuren oder zur Stärkung der Verdauung verwendet.

Daneben sind die Myrobalanenfrüchte auch einzeln oder zusammen in verschiedenen Heilkräuterpräparaten neben anderen Heilpflanzen enthalten.

Bevor ich Ihnen einige Anwendungsmöglichkeiten von Triphala-Tabletten für den Hausgebrauch erläutere, gebe ich Ihnen eine kurze Übersicht der beschriebenen und beobachteten Wirkungen dieser drei Baumfrüchte, die Sie überall in Indien auf dem Land und in den Gärten finden, und die dort auch als Nahrungsmittel dienen, zum Beispiel verarbeitet zu Marmeladen.

Die einzelnen Früchte haben zum Teil sehr ähnliche Heilwirkungen, zusammen ergänzen sie sich zu einem fast universellen Heilmittel, das der Gesunde vorbeugend, der Kranke nach Anweisung des Arztes einnehmen kann.

Triphala

- ist eines der wirksamsten Rasayanas, ein umfassendes Stärkungsmittel für Geist und Körper, wirkt verjüngend und balanciert alle drei Doshas,
- stärkt die Augen, erhält und verbessert die Sehkraft und schützt, vorbeugend genommen, gegen Grünen und Grauen Star,
- ist ein exzellentes Mittel für die Haut: reinigt das Blut und die Gewebe der Haut, entgiftet die Leber, schützt vor bakteriellen Infektionen, verbessert die Ausstrahlung, befeuchtet die Haut und verbessert deren Durchblutung,
- nährt die Haare, stärkt die Haarwurzeln und fördert das Haarwachstum, wirkt vorzeitigem Ergrauen entgegen,
- verbessert im Verdauungstrakt die Aufnahme von Nährstoffen, auch die Resorption von Eisen,
- schützt das Herz,
- reinigt die so genannten Srotas, die feinen Kanäle des Körpers, hat also eine stark entgiftende Wirkung (auch wissenschaftlich nachgewiesen) und stärkt die Ausscheidungsfunktionen des Körpers,
- wirkt gegen Verstopfung,
- erhöht geistige Klarheit und verbessert das Gedächtnis,
- stärkt die Funktionen von Leber und Milz, senkt erhöhtes Cholesterin,

- verringert Reizzustände in der Harnröhre, die mit Brennen einhergehen, wirkt mild wassertreibend,
- ist ein starkes Lungentonikum, balanciert *Shleshaka Kapha*, das die Befeuchtung und den Schleim in der Lunge reguliert, und hilft dem Körper, Atemwegsinfekte zu überwinden; es stärkt und nährt auch das Lungengewebe ganz allgemein,
- verbessert die Fruchtbarkeit von Mann und Frau, indem es *Apana-Vata* (siehe Seite 142) balanciert, fördert eine reguläre und gesunde Menstruation, nährt den Samen und die Ovarien, kräftigt den Uterus,
- stärkt das Immunsystem, hat eine antibakterielle Wirkung und hilft innerlich genommen gegen Nagelpilze,
- enthält einen hohen Anteil hitzestabiles Vitamin C (von Amalaki) und wirkt daher auch als Antioxidans, das heißt, es kann Freie Radikale neutralisieren, die ja nach den Erkenntnissen der modernen Medizin für eine Vielzahl von Krankheiten verantwortlich sind,
- verstärkt die Wirkung und Heilenergien anderer ayurvedischer Präparate,
- hat bei äußerlicher Anwendung eine wundreinigende Wirkung bei Hautgeschwüren und Wunden und ist heilungsfördernd, wenn man es zusätzlich innerlich anwendet.

Wichtiger Hinweis: Um all diese positiven Wirkungen von Triphala zu erhalten, sind höchste Qualitätsstandards sowohl bei der Sammlung der Früchte als auch bei ihrer Verarbeitung nach ayurvedisch-pharmakologischen Gesetzmäßigkeiten einzuhalten. Bei vielen Triphala-Präparaten, die zunehmend auch im Westen auf den Markt kommen, ist dies leider nicht immer der Fall. So gibt es zum Beispiel sieben verschiedene Arten von Haritaki, jede für sich hat eigene Heilwirkungen, aber nur *Vijaya* hat all diejenigen, die in den alten Texten beschrieben werden. Diese Art ist aber sehr rar und daher wesentlich teurer im Einkauf, weshalb oft nur die billigeren, aber weniger wirksamen Arten verwendet werden. Die Früchte von Triphala müssen auch frei von Schwermetallen oder Umweltgiften sein, was verlässliche Laborkontrollen erfordert, und schließlich enthalten manche Triphala-Produkte zusätzlich weitere Substanzen, zum Beispiel Abführmittel, die nach indischem Gesetz nicht unbedingt deklariert werden müssen. Also Vorsicht bei ayurvedischen Präparaten, deren Herstellung nicht den westlichen Qualitätsstandards entspricht! Die im Maharishi Ayurveda zum Einsatz kommenden Produkte erfüllen in jedem Fall alle Anforderungen, die heute an ein Pflanzenheilmittel zu stellen sind, und sind von höchster Reinheit und Wirksamkeit.

Das im Maharishi Ayurveda verwendete Produkt heißt *Tri-Clean*. Es ist ein Nahrungsergänzungsmittel in Form von Kräutertabletten, das für die unterschiedlichsten Beschwerden, aber auch vorbeugend zur Gesunderhaltung eingenommen werden kann.

TIPP TÄGLICH TRIPHALA FÜR GEISTIGE KLARHEIT, GUTES GEDÄCHTNIS UND ZUR ERHALTUNG DER JUGENDLICHKEIT

Der Ayurveda empfiehlt, ab einem Alter von 40 Jahren regelmäßig Triphala einzunehmen, um dessen Verjüngungseffekte rechtzeitig zu nützen.

So wird's gemacht:
Nehmen Sie abends vor dem Schlafgehen oder morgens nach dem Aufstehen eine oder zwei Tabletten Triphala. Passen Sie die Dosis Ihrem Stuhlgang an: Er sollte täglich, gut geformt, am besten gleich morgens vor dem Frühstück kommen.

WEIHRAUCH

Sanskrit: *Sallaki*

Weihrauch, das Harz des im Süden Arabiens, Osten Afrikas und in Indien heimischen Baumes, hat unter anderem stark entzündungshemmende Wirkungen, die im Ayurveda seit Jahrtausenden medizinisch genutzt werden. Ein breites Spektrum an Anwendungsmöglichkeiten hat das aromatische Öl des Weihrauchharzes. Das Olibanumöl erhalten Sie im Fachhandel oder in der Apotheke. Bei äußerlicher Anwendung hat es eine Reihe vorzüglicher Heilwirkungen.

Weihrauchöl

- bringt Warzen zum Abheilen (siehe Tipp Seite 270),
- hilft bei Herpes und Mundschleimhautaphthen (siehe Seite 178),
- desinfiziert eitrige Wunden,
- vertreibt Insekten (in der Duftlampe),
- lindert den Juckreiz nach Insektenstichen (siehe Seite 186) und
- kann zum Inhalieren bei Erkältungskrankheiten verwendet werden.

TIPP DUFT-HEILBAD MIT WEIHRAUCH BEI ERKÄLTUNG ODER ZUR ENTSPANNUNG

Die ätherischen Dämpfe von Weihrauch beruhigen und entspannen auch Körper und Geist. Ein wohltuendes Regenerationsbad, auch zur Aktivierung der Selbstheilungskräfte bei Erkältungen, können Sie sich mit einigen Tropfen Weihrauchöl und Sahne bereiten.

So wird's gemacht:
Drei bis fünf Tropfen arabisches oder afrikanisches Weihrauchöl mit zwei Esslöffeln Sahne vermischen und dem Badewasser zugeben.

ZITRONE

Sanskrit: *Jambira*

Die Zitrone hat so vielfältige Heilwirkungen, dass ganze Bücher darüber verfasst wurden. Sowohl im Ayurveda als auch in der westlichen Naturheilkunde gilt sie als wertvolles Naturheilmittel. Bekanntlich enthält die Zitrusfrucht hohe Mengen an Vitamin C. Sie hilft daher vor allem, die Widerstandskraft gegenüber Infektionen zu erhöhen, und schützt vor Skorbut. Wussten Sie aber, dass auch die Vitamine A, B_1, B_2 und B_3 enthalten sind? Zusammen mit Bioflavonoiden, Cumarinen und wertvollen ätherischen Ölen erweitern sie das Wirkspektrum dieser heilkräftigen Frucht erheblich. Obwohl der Saft der Zitrone zunächst recht sauer schmeckt, hat er nach der Verdauung eine alkalische Wirkung und lindert daher auch Rheumabeschwerden, bei denen Säurebildung eine Rolle spielt. Die Flavonoide wiederum stärken die Innenwände der Blutgefäße und helfen gegen Krampfadern. Das ätherische Zitronenöl schließlich hat antiseptische und antibakterielle Wirkung.

Frischer Zitronensaft

- verbessert den Appetit, wirkt entblähend und hilft unter anderem wegen der antibakteriellen Wirkung bei Magen-Darm-Infektionen,
- ist ein gutes Mittel gegen Erkältungen, Grippe und Brustinfektionen,
- wirkt antirheumatisch und ist ein wichtiges Antioxidans,
- senkt Fieber,
- beugt Zahnfleischbluten vor,
- kräftigt Leber und Bauchspeicheldrüse,
- verringert die Magensäure und hilft bei Magen-Darm-Geschwüren,

- stärkt die Blut- und Kapillargefäße und wirkt vorbeugend gegen Arteriosklerose,
- ist ein natürliches Tonikum bei vielen chronischen Krankheiten und sorgt für gutes Allgemeinbefinden und
- hilft schließlich als Gurgelmittel (in warmem Honigwasser) gegen Halsschmerzen, Zahnfleischentzündungen und Mundgeschwüre (Aphthen).

Äußerlich angewendet nimmt Zitronensaft den Juckreiz bei Insektenstichen, hilft gegen Aknepickel, wirkt schmerzlindernd bei Sonnenbrand und wird in der Volksheilkunde auch gegen Fußpilz und Warzen aufgetragen.

TIPP ZITRONE-HONIG-WASSER

Die Heilwirkungen der Zitrone werden ideal ergänzt durch Honig, der nach ayurvedischer Betrachtung Kapha reduziert und dazu beiträgt, morgens Schlackenstoffe und Schleimansammlungen auszuscheiden und den Organismus zu reinigen. Das Zitrone-Honig-Wasser ist ein Stärkungs- und Reinigungsmittel mit vielfältigem Wirkungsspektrum (siehe oben), es fördert die Widerstandskraft und regt die Verdauungstätigkeit an.

So wird's gemacht:
Ein Glas gutes Leitungs- oder Quellwasser oder stilles Mineralwasser kurz erwärmen, den Saft einer halben reifen Zitrone hineingeben und einen Teelöffel qualitativ hochwertigen Bienenhonig einrühren. Das Wasser darf nicht heiß sein, da Honig nicht über 40 Grad erhitzt werden sollte. Dieses erfrischende Getränk sollte angenehm mild, also auf keinen Fall sauer schmecken, da ein empfindlicher Magen Saures in zu hoher Konzentration übel nimmt.

TIPPS FÜR KONKRETE BESCHWERDEN

ABSZESS UND FURUNKEL

Der Ayurveda sieht die Ursache von Abszessen und Furunkeln in einer Unreinheit des Blutes, in der Regel als Folge unvollständiger Verdauung, aber auch bei Diabetes und anderen Stoffwechselerkrankungen. Um Rezidive zu verhindern, ist es daher wichtig, die Ursachen zu behandeln. Hier wirken unterstützend und reinigend:

- **eine ausgewogene Ernährung** unter Beachtung der allgemeinen ayurvedischen Essensregeln (siehe Seite 25–29),
- **die Heißwasser-Trinkkur** (siehe Tipp Seite 30–33), vorbeugend und natürlich auch im akuten Falle,
- **ayurvedische Kräuterpräparate zur Behandlung von Leberschwäche, zur Reinigung des Blutes und zur Stärkung des Immunsystems** (sollten Sie sich von einem erfahrenen Maharishi-Ayurveda-Arzt verordnen lassen).

Lokal können Sie zur Linderung der Beschwerden, zum Abschwellen der Entzündung und um die Reifung eines Abszesses oder Furunkels zu beschleunigen, folgende wirksame Maßnahmen ergreifen:

TIPP PASTE MIT AYURVEDISCHEM KRÄUTERPULVER WIRKT ABSCHWELLEND

Ein spezielles entzündungshemmendes Kräuterpulver enthält unter anderem Pflanzenauszüge von Aloe Vera, Kurkuma, Bockshornkleesamen, Niem und Cassia auriculata (hautreinigend, entzündungshemmend). Falls Sie kein Kräuterpulver zur Hand haben, können Sie auch eine nur aus je einem Teelöffel Ghee und Kurkuma bestehende Paste auftragen.
Eine Paste als Breiauflage

- nimmt Schmerz und Entzündung und
- unterstützt die Reifung und
- die Abheilung eines Abszesses.

So wird's gemacht:
Etwa einen Teelöffel Pulver mit etwas Wasser oder auch mit einem Teelöffel Ghee (siehe Tipp Seite 34–36) und einem Teelöffel Kurkuma zu einer Paste verrühren und auf die betroffene Stelle auftragen, mit einer Mullkompresse abdecken und so belassen. Nach Bedarf erneuern.

TIPP TEEBEUTEL AUFLEGEN – EINFACH UND WIRKSAM

Pitta-Tee oder Kamillentee wirken entzündungshemmend und schmerzstillend. Wenn Sie einen Teebeutel auf den Abszess auflegen, haben Sie ein einfaches und wirksames Heilmittel. Der Abzess

- wird aufgeweicht,
- die Schmerzen lassen oft unmittelbar nach, und
- die Reifung des Abszesses wird beschleunigt.

So wird's gemacht:
Legen Sie einen mit heißem Wasser getränkten Teebeutel von Pitta-Tee oder Kamillentee auf den Abszess und erneuern Sie diese warme Kompresse, sooft es angenehm ist.

TIPP ZWIEBELAUFLAGE WEICHT AUF UND LÄSST REIFEN

Auch die Wirksubstanzen der Zwiebel

- erweichen einen Abszess,
- verringern Schmerz und Entzündung und
- beschleunigen die Reifung.

So wird's gemacht:
Eine halbe Zwiebel klein hacken, in einer Pfanne in Ghee glasig dünsten und, in ein dünnes Tuch gewickelt, auflegen. So lange belassen, wie es angenehm für Sie ist. Bei Bedarf mehrmals wiederholen.

AKNE

Es gibt unterschiedliche Akneformen, auch als Folge unterschiedlicher Ursachen: hormonelle Umstellung (Pubertät), Medikamente, Umwelttoxine, psychische Faktoren und Störungen im Verdauungsstoffwechsel. Am häufigsten sind die Pubertätsakne und Aknepickel bei ungesunder Ernährung. Die dermatologische Behandlung kann durch ayurvedische Pflegemaßnahmen, Anwendungen und Ernährungsweisen wesentlich unterstützt werden.

- **Vermeiden Sie Scharfes und Süßes, insbesondere Schokolade.** Auch zu fette Speisen (vor allem bei zu starker Talg- und Fettabsonderung neigender Kapha-Haut) und industriell hergestellte Süßigkeiten können Akne fördern. Eine ausgewogene Ernährung mit frischen Nahrungsmitteln, gesund zubereitet und zu den rechten Zeiten des Tages gegessen (siehe Seite 25 – 29), trägt wesentlich zur schnelleren Abheilung von Akne bei.
- **Sorgen Sie für ausreichend Bewegung an der frischen Luft.**
- **Achten Sie auf einen gleichmäßigen Lebensrhythmus.**
- **Trinken Sie regelmäßig heißes Wasser** (siehe Tipp Seite 30 – 33), um Körper und Haut von innen her zu reinigen.

TIPP SANDELHOLZSEIFE

Waschen Sie Ihr Gesicht acht- bis neunmal täglich mit Sandelholzseifenwasser. Sandelholzschaum ist

- alkalisch und adstringierend,
- wirkt entzündungshemmend und
- reinigt die Haut.

So wird's gemacht:
Entwickeln Sie in einer Schüssel mit kaltem Wasser und der Sandelholzseife Schaum und waschen Sie sich damit.

TIPP GESICHTSDAMPFBAD MIT TRIPHALAWASSER

Triphala, die ayurvedische Dreifrüchtemischung, eignet sich auch äußerlich hervorragend zur Behandlung unreiner Haut und Akne. Besonders wirksam ist ein Gesichtsdampfbad mit Triphalawasser. Es

- öffnet und reinigt die Poren,
- wirkt keimtötend und
- entzündungshemmend und
- aktiviert den Stoffwechsel der Haut.

So wird's gemacht:
Geben Sie fünf bis zehn Gramm Triphalapulver (aus fünf zerriebenen Tabletten) in einen halben Liter frisches Wasser und kochen Sie diese Menge auf die Hälfte herunter. Damit machen Sie ein Gesichtsdampfbad und legen anschließend mit dem Kochwasser getränkte, feucht-warme Kompressen auf die betroffenen Hautstellen.

TIPP GESICHTSWÄSCHE MIT TRIPHALA

Diese Anwendung ist vor allem für fettige und entzündliche Aknehaut geeignet. Sie

- reinigt intensiv und
- leitet Giftstoffe aus.

So wird's gemacht:
Kochen Sie fünf bis zehn Gramm Triphalapulver (aus fünf zerriebenen Triphalatabletten) in 50 Milliliter Wasser auf und waschen Sie damit zehnmal täglich das Gesicht und die betroffenen Hautstellen.

TIPP GELBWURZEL-GHEE

Eine Paste aus Kurkuma und Ghee (siehe Tipp Seite 34–36) ist schnell gemischt und wirkt zuverlässig

- keimtötend und
- entzündungshemmend.

So wird's gemacht:
Vermischen Sie Gelbwurzelpulver und Ghee zu einer Paste, die Sie auf die betroffenen Hautstellen auftragen. Nach einer Einwirkzeit von zehn Minuten können Sie die Paste wieder abwaschen.

Alternativ können Sie Gelbwurzel- und Sandelholzpulver, jeweils einen halben Teelöffel, mit Wasser zu einer Paste verrühren und wie beschrieben anwenden.

ALLERGIEN

In Allergien, wie Heuschnupfen oder dem allergischen Asthma, kommt aus ayurvedischer Sicht eine Schwäche oder Störung der Bildung von *Ojas* (siehe Seite 12) zum Ausdruck. Ojas gilt hier als die feinstoffliche Grundlage des Immunsystems und schützt Haut und Schleimhäute, die Grenzorgane des Körpers. Häufige Ursachen für einen Mangel an Ojas sind Fehlernährung, psychische Konflikte, Umweltbelastungen oder Stressfaktoren. Ein Ungleichgewicht der Doshas zeigt sich bei den Allergien zuerst in einer Ansammlung von Kapha und macht sich bemerkbar in den typischen Symptomen wie Schwellung der Schleimhäute, Schleimabsonderung und Juckreiz an Haut und/oder Schleimhäuten. Aber auch eine Pitta-Störung kann beteiligt sein: Brennen, Rötung, psychische Gereiztheit.

Allergien können mit ayurvedischen Konzepten sehr erfolgreich behandelt werden. Die Balance der Doshas ist hier natürlich wieder das oberste therapeutische Ziel, wobei das seelische Gleichgewicht und die Harmonisierung des Verdauungsstoffwechsels besonders zu beachten sind.

- **Folgen Sie den allgemeinen ayurvedischen Ernährungsregeln** (siehe Seite 25–29).
- **Achten Sie auf einen gesunden, ausgewogenen Lebensrhythmus** und sorgen Sie für Ihr seelisches Gleichgewicht (siehe Tipps Seite 62–71).
- **Ausgezeichnet vorbeugend wirken spezifische Rasayanas**, vor allem das Amrit Kalash (siehe Tipp Seite 43f.).
- **Unmittelbar hilfreich und abschwellend ist die Reisfastenkur** (siehe Tipp Seite 265–267). Sie wirkt auch prophylaktisch, zum Beispiel regelmäßig im Frühjahr und Herbst als Entschlackungskur durchgeführt.

- **Auch Koriandersaft ist ein wirksames Mittel bei Allergien, Heuschnupfen und Hautausschlägen.** Den Presssaft erhalten Sie im Fachhandel, oder Sie pressen die frischen Blätter selbst. Dreimal täglich ein Teelöffel ist die übliche Dosierung. Koriander lindert die Pitta-Begleiterscheinungen bei Allergien und kann auch äußerlich bei Juckreiz und Entzündungen angewendet werden.
- **In schwereren Fällen helfen ayurvedische Kräuterpräparate,** die Ihnen Ihr Maharishi-Ayurveda-Arzt verordnen kann, und
- **Panchakarma,** die tief greifende ayurvedische Umstimmungs- und Regenerationstherapie (siehe Seite 52–61).

Die folgende Mischung lindert oft unmittelbar die Beschwerden, vor allem dann, wenn Sie gleich bei den ersten Anzeichen damit beginnen.

TIPP KURKUMA-HONIG-WASSER

Die antiallergische Wirkung von Kurkuma in Verbindung mit der Kapha reduzierenden Wirkung von Honig macht sich ein bewährtes ayurvedisches Heilmittel zu Nutze. Es

- lässt die Schleimhäute abschwellen,
- verringert Juckreiz und Brennen und
- reduziert die Schleimbildung.

So wird's gemacht:
Einen Teelöffel Kurkuma-Pulver und einen Teelöffel Honig in einem Glas lauwarmen Wasser auflösen. Bei den ersten Anzeichen einer Allergie, zum Beispiel bei Heuschnupfen, trinken Sie mehrmals täglich ein Glas bis zur Besserung oder Beseitigung der Beschwerden.

ANGST UND SCHWACHE NERVEN

Es gibt unterschiedliche Formen der Angst: Prüfungsangst, Versagensangst, Verlust- und Existenzängste, Angst vor dem Tod, Angst vor dem Leben. Allen Angstformen ist eines gemeinsam: der fehlende Kontakt zum eigenen Selbst, zu dem unsterblichen Bereich der eigenen Persönlichkeit. Letztlich liegt fast allen Krankheiten und Problemen, mit denen wir im täglichen Leben konfrontiert werden und die wir scheinbar nicht lösen können, Angst zu Grunde oder – um es anders auszudrücken – ein Mangel an Urvertrauen. Aus ayurvedischer Sicht ist das die Folge der Trennung des Menschen von der inneren Einheit, die ihn mit Natur und Kosmos allumfassend verbindet. Das Gefühl von Angst entsteht, wenn wir uns von der Unbegrenztheit des eigenen Seins in die Enge begrenzender Gedankenwelten begeben – äußerer und innerer Konzepte, Vorstellungen und Bilder, losgelöst von der stillen Intelligenz der Natur und des Lebens, die auf ihre Weise führt und unterstützt. Bei genauer Betrachtung ist Angst nur die Minusvariante tiefer Geborgenheit und inneren Friedens, ein kaltbeengendes Gefühl, das entsteht, wenn wir die Weite und Weitsicht, das Vertrauen und die absolute Sicherheit des transzendenten Selbst verloren haben.

Angst ist daher der stärkste emotionale Ausdruck eines Ungleichgewichtes von Vata, das seinen Ruhepol verloren hat. Dabei spielt *Prana*, die Nerven- und Atemenergie, eine führende Rolle. Ist sie schwach, dann fehlt uns sprichwörtlich die Kraft starker Nerven, ein Problem oder eine Situation ruhig und gelassen zu meistern. Der Maharishi Ayurveda hat sehr wirksame Methoden gegen Angst und zum Wiedergewinnen von innerer Ruhe, Gelassenheit, Frieden und Freiheit. Die verschiedenen Heilmethoden stärken vor allem das Prana und führen zurück zum eigenen Selbst, das nach ayurvedischer Vorstellung der Ort vollkommener Gesundheit und vor allem auch von unantastbarer Ruhe und Sicherheit ist.

- **Transzendentale Meditation** (siehe Tipp Seite 62 f.), die authentische vedische Meditations- und Entspannungstechnik, ist in vergleichenden wissenschaftlichen Studien nachgewiesen die wirksamste Methode, Angst und schwache Nerven zu überwinden und Kraft und Ruhe aus sich selbst zu schöpfen. Zweimal täglich 20 Minuten einfache Meditation regelmäßig durchgeführt, schenken tiefe Ruhe und Regeneration, bauen wirksam Ängste ab und bringen in Verbindung mit der innersten Quelle von Frieden und Gelassenheit.
- **Pranayama beruhigt unmittelbar und stärkt die Nerven** (siehe Tipp Seite 64 f.).
- **Folgen Sie einem natürlichen Lebensrhythmus,** gehen Sie vor allem zeitig zu Bett. Nichts stärkt die Nerven mehr als guter Schlaf (vor 22 Uhr), gesundes, stärkendes Essen und ein geregelter Tagesablauf. Verschwenden Sie Ihre kreativen Energien nicht bei stundenlangem nächtlichen Fernsehen oder Internetsurfen, nehmen Sie sich Ruhe und Zeit für ein gutes Essen und legen Sie sinnvolle Regenerationspausen während des Tages ein.
- **Meiden Sie Stimulanzien** wie Kaffee, schwarzer Tee, Alkohol und Nikotin.
- **Gandharva-Veda-Musik schafft inneren Frieden.** Die vedische Musik ist hier außerordentlich wirksam (siehe Tipp Seite 67–69). Schon wenige Minuten entspannten Hörens ihrer sanften Klänge verschafft ein erhebendes Gefühl von innerem Frieden, beruhigt das Denken, löst Ängste auf und führt zurück zur eigenen Mitte. Morgens, bevor Sie in die Aktivität des Tages gehen, oder abends, zum Ausklang des Tages, sind die besten Zeiten für Ruhe und Regeneration.

- **Vata-Tee** (siehe Tipp Seite 41 f.), ein oder zwei Tassen, reichen bei leichten nervösen Störungen oft schon aus, die nötige Ruhe wiederherzustellen.
- **Auch Vata-Aromaöl** (siehe Tipp Seite 47) **schafft eine entspannte Atmosphäre.** Beruhigen Sie sich und Ihre Umgebung im Bedarfsfall durch einige Tropfen des Aromaöls von der Duftlampe, oder inhalieren Sie von einem Tuch, auf das Sie einige Tropfen des Öls gegeben haben. Über den Geruchssinn können Sie oft eine verblüffend schnelle geistige und körperliche Umstimmung, das heißt Beruhigung und Entspannung, erzielen.

TIPP RUHE UND KRAFT AUS DER NATUR: TÄGLICH EIN MORGENSPAZIERGANG UND TAUTRETEN

Die nährende Kraft des Morgens und der frische, sonnengeladene Tau einer saftigen Wiese helfen, die Nerven zu stabilisieren und die beruhigenden Energien der Natur aufzunehmen.
Bei einem entspannten Spaziergang (also nicht Powerwalking oder Joggen) am frühen Morgen

- nehmen Sie pure Lebensenergie in sich auf, die in jeder Zelle Ihres Körpers und Nervensystems gespeichert wird, und laden Sie so Ihre »Akkus« auf,
- erdet und erfrischt der Kontakt der Füße mit dem frischen Gras einer Wiese,
- werden über Reflexzonen die inneren Organe harmonisiert und das Nervensystem gekräftigt.

So wird's gemacht:
In den warmen Sommermonaten waten Sie frühmorgens noch vor dem Frühstück für einige Minuten durch frisches taugetränktes Gras. Die Zeitdauer richtet sich nach Ihrem Wohlbefinden, in der Regel reichen eine bis drei Minuten. Sie sollten die belebende Frische spüren, die Sie über die Fußsohlen aufnehmen. Dabei dürfen Sie nicht frieren. Trocknen und reiben Sie anschließend die Füße ab und ziehen Sie sich warme Socken an, falls anfangs die Füße nicht spontan warm und gut durchblutet werden.

TIPP MANDELÖL ODER GHEE IN DER NASE WIRKT ÜBER REFLEXZONEN

Der Nasenvorhof ist ein Reflexgebiet für das Nervensystem (und den Verdauungsstoffwechsel). Angst und Unruhe sind ausgeprägte Vata-Störungen, die durch Öle beruhigt werden können. Dies geschieht sehr wirksam auch über die Nasenschleimhaut.
Ein Tropfen Ghee oder Mandelöl, sanft in den linken und rechten Nasenvorhof eingerieben,

- beruhigt nachhaltig,
- nährt das Nervensystem (das über die Riechzellen unmittelbare Ausläufer zu den Nasenschleimhäuten hat),
- fördert den Schlaf,
- stärkt, regelmäßig angewendet, die Nerven und
- hilft gegen trockene Nasenschleimhäute, wie sie oft bei Vata-Belastungen auftreten.

So wird's gemacht:
Nehmen Sie einen Tropfen Ghee oder Mandelöl mit der Kuppe des kleinen Fingers auf und reiben Sie damit sanft die Schleimhaut im Nasenvorhof ein. Bei Bedarf mehrmals täglich, vor allem in Belastungszeiten und auch vor dem Schlafengehen, anwenden.

TIPP VATA-BALANCE-KRÄUTERTABLETTEN BERUHIGEN DIE NERVEN

Ein sehr bewährtes Mittel gegen Angst, Stress und nervliche Anspannung sind Vata-Balance-Kräutertabletten. Sie enthalten nervenberuhigende und nervenstärkende Heilkräuter. *Vata-Balance-mental-Tabletten*

- helfen, Angst, Stress und nervliche Anspannung abzubauen,
- beruhigen das Denken und aufgebrachte Emotionen,
- fördern erholsamen Schlaf, ohne künstlich müde zu machen,
- regulieren stressbedingte Funktionsstörungen im Organismus (nervöse Verkrampfungen und Tics, muskuläre Verspannungen) und
- verbessern nach ayurvedischer Betrachtung die drei geistigen Funktionen *Dhi* (Informationsaufnahme), *Dhriti* (Abspeichern oder Behalten von Informationen) und *Smriti* (Wiederaufrufen von Informationen).

So wird's gemacht:
Zweimal täglich eine Tablette, am besten mit etwas warmer Milch, nüchtern einnehmen.

ARTHROSE

Arthrose, gemeinhin als Abnützung eines Gelenks bezeichnet, obwohl das nicht in allen Fällen zutrifft, ist eine typische Vata-Erkrankung. Das Gelenk trocknet infolge verschiedener Ursachen aus, es entstehen die bekannten Reibungsgeräusche und natürlich auch zunehmend Schmerzen, vor allem beim Belasten des Gelenks, aber auch nach Kälte oder Überanstrengung.

Die Arthrose der Fingergelenke ist ein Spezialfall. Sie tritt vorwiegend bei Frauen in den Wechseljahren auf. Die End- oder Mittelgelenke sind derb verdickt, manchmal entzündlich gerötet. Auch die Arthrose des Daumensattelgelenks (Rhizarthrose) gehört zu diesem oft recht schmerzhaften Krankheitsbild. Im Unterschied zu den primär entzündlichen Rheumakrankheiten ist eine Art Austrocknung der Gelenke die Ursache. Kaltes Wetter verschlimmert die Beschwerden. Eine ausgezeichnete Hilfe, die oft schon nach der ersten Anwendung große Linderung verschafft, ist die folgende Kräuterölmassage mit anschließendem Handbad in gesättigter Salzwasserlösung.

TIPP WOHLTUENDE HANDMASSAGE GEGEN GELENKSCHMERZ UND ARTHROSE

Eine sanfte Massage der Hand und der Fingergelenke mit wirksamen ayurvedischen Kräuterölen und anschließendem Salzbad

- regt wirksam die Durchblutung der Gelenke an,
- wirkt der Austrocknung der Gelenke entgegen,
- macht sie weicher, geschmeidiger und beweglicher,
- lindert Schmerzen und
- führt manchmal sogar zu einer Abschwellung und Verkleinerung der Verdickung um die Fingergelenke.

So wird's gemacht:

ayurvedisches Gelenk- und Muskelöl
Himalayasalz, Totes-Meer-Salz oder einfach nur Speisesalz
eine Schüssel mit heißem Wasser
ein Handtuch

Geben Sie in das heiße Wasser so lange Salz, bis es sich nicht mehr auflöst. Sie haben jetzt eine so genannte gesättigte Salzwasserlösung. Decken Sie zunächst die Schüssel mit dem Handtuch ab, damit das Wasser nicht abkühlt, während Sie massieren.

Massieren Sie nun fünf Minuten lang mit viel Ruhe und Aufmerksamkeit Ihre Hände mit dem Kräuteröl, bevorzugt immer vom Handgelenk zu den Fingerspitzen, dabei umfahren Sie alle Gelenke mit kreisenden Bewegungen.

Anschließend baden Sie Ihre Hände fünf Minuten lang in der gesättigten Salzwasserlösung. Trocknen Sie nun die Hände gut ab und ruhen Sie anschließend. Das ist sehr wichtig. Am besten, Sie massieren sich abends und gehen anschließend zu Bett. In der Ruhe der Nacht werden die so behandelten Gelenke wohlig warm gehalten und gut durchblutet, und Sie spüren die heilende Wirkung.

TIPP ÖLMASSAGE EINES ANDEREN GELENKS

Bei einer Arthrose des Kniegelenks zum Beispiel bewährt sich ebenfalls die Ölmassage. Sie

- lindert Schmerzen,
- entspannt die umliegenden Muskeln,
- fördert die Durchblutung des Gelenks und
- macht es beweglicher und belastbarer.

So wird's gemacht:
Massieren Sie fünf Minuten mit dem Kräuteröl und durchwärmen Sie anschließend das Gelenk mit feucht-warmen Kompressen. Sie tauchen dazu die Hälfte eines Handtuches in heißes Wasser, wringen es aus und legen das feucht-warme Tuch als Kompresse auf. Den Vorgang mehrmals wiederholen. Am Ende das Gelenk mit der trockenen Handtuchseite abtrocknen und mindestens 15 Minuten nachruhen.

TIPP AMRIT KALASH BERUHIGT DEN SCHMERZ UND NIMMT DIE ENTZÜNDUNG

Gelenkschmerz und Entzündung sind, auf zellulärer Ebene betrachtet, die Folgen der zerstörerischen und entzündungsaktivierenden Wirkung Freier Radikale. Die moderne Medizin versucht daher, nicht nur durch Schmerz- und Entzündungsmittel, sondern auch durch so genannte Antioxidantien (zum Beispiel Vitamine, Bioflavonoide, Mineralstoffe und Spurenelemente) rheumatische Beschwerden zu lindern. Im Maharishi Ayurveda gibt es hierfür sehr wirksame Kräuterpräparate, die ein Arzt individuell verschreiben kann. Ein sehr empfehlenswertes, allgemein zugängliches Mittel, das die Freien Radikale sehr gut zu neutralisieren vermag, ist das Amrit Kalash.

Vor allem bei der Fingerarthrose, insbesondere der Arthrose der Daumensattelgelenke, habe ich wiederholt ein deutliches Nachlassen der Beschwerden bei Patienten gesehen, die regelmäßig Amrit Kalash eingenommen haben (siehe Tipp Seite 43f.). Es

- verringert oft schon nach dem ersten Tag die Schmerzen,
- unterstützt die Heilwirkung entzündungshemmender Medikamente und
- liefert Bausteine und Nährsubstanzen zur Regeneration überreizter und schmerzender Gelenke.

So wird's gemacht:
Nehmen Sie zweimal täglich einen Teelöffel von dem Fruchtmus zwischen den Mahlzeiten (vormittags und nachmittags), am besten mit etwas warmer Milch (ein oder zwei Schluck sind ausreichend), warmem Tee oder heißem Wasser. Das Fruchtmus ist nicht für Diabetiker und übergewichtige Personen geeignet. Die Alternative ist das zuckerfreie Amrit Kalash, von dem zweimal täglich zwei bis drei Tabletten einzunehmen sind.

AUGENLEIDEN: SEHSTÖRUNGEN, ÜBERANSTRENGUNG, BINDEHAUTENTZÜNDUNG

Sehstörungen, vor allem die »normale« Kurz- oder Weitsichtigkeit, sind weit verbreitet und werden im Allgemeinen durch eine Brille behandelt. Es gibt aber eine Reihe bewährter Anwendungen aus der ayurvedischen Medizin, die die Sehkraft erhalten oder wieder verbessern können. Jedoch sollte die Ursache einer Sehstörung von einem Augenarzt abgeklärt sein.

Das Auge ist ein Pitta-Organ und steht in enger Beziehung zu dem Prinzip *Agni*, dem biologischen Feuer, der Lebensflamme des Menschen. Wenn der Verdauungsstoffwechsel sich verlangsamt – altersbedingt, durch ungesunde Ernährung, durch Medikamente oder auch infolge bestimmter Krankheiten –, oder wenn nach länger anhaltender geistiger und körperlicher Übermüdung und Überanstrengung die Lebenskräfte des Menschen nachlassen, dann kann auch die Sehkraft darunter leiden, allerdings gibt es hier auch eine konstitutionelle Komponente. Pitta-Typen neigen vermehrt zu Augenentzündungen. Des Weiteren spielt *Prana*, die Lebens- und Atemenergie, eine bedeutende Rolle. Prana nährt alle Sinnesorgane. Wird diese feinstoffliche Energie durch zu anstrengende Seharbeit oder durch nervenschwächende Tätigkeiten und Lebenssituationen verringert, leidet auch das Auge darunter. Und schließlich können sich auch muskuläre Verspannungen oder geistig-seelische Belastungen negativ auf die Sehkraft auswirken.

Wenn Sie unter Sehstörungen leiden, sollten Sie zunächst einige allgemeine Regeln beachten:

- **Lesen Sie abends nicht im Bett!** Das Bücherschmökern bei künstlichem Licht, vor allem im Liegen, überanstrengt das Auge und kann die Sehkraft rasch verschlechtern.

- **Gönnen Sie Ihren Augen den heilsamen frühen Schlaf.** Müde Augen brauchen ausreichend Ruhe und Schlaf! Der erholsame Schlaf beginnt auch für das Sehorgan lange vor Mitternacht, also mit der Pitta-Zeit der Nacht, noch vor 22 Uhr. Nächtliche Aktivitäten, vor allem langes Fernsehen sowie Lesen und Schreiben bei dauernder Naheinstellung, verbrauchen viel Sehkraft und schwächen das Auge.
- **Schränken Sie die Bildschirmarbeit ein.** Das flimmernde Licht von Röhren-Bildschirmen strengt bekanntlich Auge und Nervensystem an. Aber auch die modernen LCD-Bildschirme belasten durch ihre Helligkeit das Auge, und vor allem ist es die konstante Naharbeit, die zu einer Überanstrengung der Augenmuskulatur führen kann. Legen Sie daher öfters Pausen ein, blicken Sie in die Ferne und entspannen Sie die Schulter-, Nacken- und Rückenmuskulatur durch einfache gymnastische Übungen zwischendurch.
- **Auch Tautreten stärkt die Sehkraft.** Die im frischen Morgentau gespeicherte Sonnenenergie belebt und erfrischt, aktiviert über Reflexzonen der Fußsohle den Stoffwechsel innerer Organe und hat, so die Erfahrung der ayurvedischen Ärzte, eine stärkende Wirkung auf die Sehkraft. Genießen Sie in den Sommermonaten einige Minuten Spaziergang im frischen Gras, wenn Sie dazu die Möglichkeit haben (siehe auch Tipp Seite 125).
- **Mit Padabhyanga kräftigen Sie ebenfalls die Augen.** Die ayurvedische Fußmassage (siehe Tipp Seite 58 f.) aktiviert über Reflexzonen den Stoffwechsel innerer Organe, wirkt beruhigend und doch gleichzeitig auch belebend und stärkt die Energie der Augen. Sie können zur Massage Sesam-, Mandel- oder Vata- beziehungsweise Pitta-Öl verwenden oder auch, wenn Sie sehr stark Pitta-betont sind, Ghee zum Einreiben hernehmen, das kühlt und gleichzeitig beruhigt.

- **Verwenden Sie Ghee zum Kochen.** Das Butterreinfett liefert wertvolle Bausteine für das Nervensystem, stärkt Agni im Stoffwechsel und tut aus ayurvedischer Sicht auch den Augen gut, nicht nur bei äußerer, sondern auch bei innerer Anwendung. Verwenden Sie daher Ghee regelmäßig zum Kochen (siehe Tipp Seite 34–36).
- **Essen Sie mit den Händen.** Wann immer es die Tischsitte erlaubt, essen Sie mit den Händen, waschen anschließend die Finger in etwas klarem Wasser und streichen dann mit den noch fettigen Fingern über Ihre Ober- und Unterlider. Das belebt und erfrischt die Augen und führt ihnen über die Hände nährendes und stärkendes Prana zu, das aus der Nahrung beim Essen aufgenommen worden ist.
- **Auch Triphala ist ein Augentonikum.** Alle drei Früchte in Triphala sind berühmt für ihre Fähigkeit, die Sehkraft zu verbessern oder zu erhalten. Nehmen Sie abends vor dem Schlafengehen zwei bis vier Triphala-Tabletten. Die Dosis richtet sich nach Ihrer Stuhltätigkeit, denn Triphala wirkt leicht abführend. Sie können zwei Tabletten auch pulverisieren, über Nacht in einem Glas Wasser auflösen und damit morgens Ihre Augen besprenkeln und den Rest trinken.
- **Yoga-Übungen für die Augen.** Sanfte Bewegungsübungen der Augen entspannen die Augenmuskeln, fördern ihre Durchblutung, erfrischen und beleben. Eine Reihe wirksamer Übungen habe ich in meinem Buch *Ayurveda für jeden Tag* (Seite 154–157) beschrieben.
- **Yoga-Asanas entspannen auch die Augen und stärken allgemein.** Ein ausgewogenes Set von Yoga-Asanas, wie ich es zum Beispiel in meinem Buch *Ayurveda für jeden Tag* (Seite 67–77) beschrieben habe, hält Ihren Körper fit und geschmeidig, bewahrt lange seine jugendliche Frische und

beugt Sehschwäche und anderen Alterserscheinungen vor. Vor allem Übungen, die die Durchblutung des Kopfes fördern, wie die Rumpfbeuge und der Schulterstand, kräftigen die Augen.

- **TM baut Stress als Ursache nachlassender Sehkraft ab.** Die Transzendentale Meditation (siehe Tipp Seite 62 f.) ist eine sehr effektive Entspannungs- und Meditationstechnik. Durch die tiefe Ruhe während der Meditation wird der innere Arzt in die Lage versetzt zu regenerieren, Stress und Verspannungen abzubauen, die auch einer nachlassenden Sehkraft zu Grunde liegen können. Eine Verbesserung des Sehens durch die TM wurde wiederholt beobachtet.

TIPP FÜR DEN KURZSICHTIGEN: BLAU WEITET DEN BLICK

Wenn Sie kurzsichtig sind, dann sollten Sie sooft wie möglich entspannt in das weite, kühle Blau des Himmels sehen. Blau ist im Ayurveda Vata zugeordnet, es ist die Farbe der Ferne, der Unbegrenztheit und der Offenheit für die Zukunft. Wer *kurzsichtig* ist, sollte *Weitsicht* üben, auch im übertragenen geistig-seelischen Sinne. Das gelingt, wenn wir die Angst verlieren, die dem starren Festhalten an Bekanntem und Gegenwärtigem zu Grunde liegt (siehe auch die Tipps gegen Angst Seite 122–127). Die Kurzsichtigkeit tritt vorwiegend beim jungen Menschen auf. Blau ist dagegen die Farbe der Zukunft, auch des reifen, weitsichtigen Alters* und wirkt deshalb gegensinnig ausgleichend.

---

* Zur ayurvedischen Farbenlehre siehe ausführlich Dr. med. Ernst Schrott: *Ayurveda – Das Geheimnis Ihres Typs*, Seite 155–209.

Blau

- kühlt und beruhigt den zu sehr fixierenden und festhaltenden Geist,
- gleicht ein überreiztes Pitta aus (gerötete, überanstrengte Augen) und
- hilft, verkrampfte Augenmuskeln zu entspannen.

So wird's gemacht:
Nehmen Sie sich täglich einige Minuten Zeit, entspannt in das Blau des Himmels zu sehen. Machen Sie sich diese Wohltat für Ihre Augen zur Gewohnheit. Nur dann werden Sie den vollen und anhaltenden Erfolg erzielen.

Übrigens: Selbst wenn der Himmel bewölkt ist, profitieren Sie von seinem gefilterten Licht. Das Grau eines bedeckten Himmels beruhigt Nerven und Sinne. Es ist ein gefiltertes Licht ohne Farbreize und besonders geeignet nach übermäßiger Stimulation und Sinnesanregung, auch bei Bindehautentzündung nach zu langer Bildschirmarbeit. Statt sich über schlechtes Wetter zu grämen, lassen Sie die Seele baumeln, blicken entspannt in den von Wolken verhangenen Himmel und genießen das stille Grau und das nährende Licht des Kosmos.

TIPP FÜR DEN WEITSICHTIGEN: ROT STÄRKT DEN BLICK FÜR DAS NAHELIEGENDE

So wie Blau dem Kurzsichtigen nützt, hilft das nahe, sich aufdrängende Rot dem Weitsichtigen. Rot ist die Farbe von Pitta, sie wirkt jung, vital und energiespendend. Rot hat Signalcharakter, ist nicht zu übersehen, lenkt den Blick auf den Punkt, das Gegenwärtige, auf das Naheliegende. Rot gleicht daher die Tendenz des Weitsichtigen aus, nur in der Ferne, der Zukunft, scharf zu sehen, den Augenblick und das Hier und Jetzt aber nur noch verschwommen wahrzunehmen. Die Farbe Rot

- schenkt dem Auge aktivierende Energie, die dem alten oder alternden Menschen, der ja am häufigsten an Weitsichtigkeit leidet, neue Frische verleiht,
- wirkt allgemein energetisierend, regt Blutdruck und Kreislauf an.

So wird's gemacht:
Versenken Sie Ihren Blick täglich mehrere Minuten entspannt in ein aufgehängtes, leuchtend-rotes Tuch oder genießen Sie bewusst das kräftige Rot einer Rose oder von Mohnblumen oder das strahlende Orangerot eines Sonnenaufgangs. Erfreuen Sie sich an der davon ausgehenden, das Auge nährenden Lichtenergie. Bei hohem Blutdruck wählen Sie, falls Sie länger in eine größere Farbfläche blicken, ein abgemildertes Rot, am besten Magenta (das in der Wahrnehmung durch unsere Augen einen Blauanteil enthält). Üben Sie auf jeden Fall regelmäßig, um vollen und anhaltenden Erfolg zu haben.

TIPP GRÜN BERUHIGT UND NÄHRT ÜBERANSTRENGTE AUGEN

Grün ist die Farbe der Natur, die Erholung spendet. Sie assoziiert Urlaub und Entspannung. Grün ist auch die Farbe von Kapha, von Saft und Kraft, von Jugend, Wachstum und Erneuerung. Sie ist Balsam für jeden, der an überanstrengten Augen leidet. Sie

- beruhigt allgemein,
- nährt und kräftigt das Auge und
- stärkt die Nerven.

So wird's gemacht:
Schauen Sie sooft wie möglich ins Grüne. Falls Ihr Arbeitsplatz einen Blick auf eine Wiese oder auf das grüne Laub eines Baumes erlaubt, dann nutzen Sie diese Farbkraft der Natur, um Ihre Augen während des Tages für eine Minute oder länger entspannt mit neuer Lebensenergie aufzutanken. Nutzen Sie auch Ihre Freizeit, um sich regelmäßig und bewusst in dem beruhigenden Dunkelgrün von Wäldern zu regenerieren. Besonders das junge Grün von Wiesen und Wäldern im Frühjahr, die Zeit erwachender Jugend, neuen Wachstums und aufkeimender Lebenskräfte, birgt große Heilkräfte in sich.

TIPP PALMIEREN IST WIE MEDITATION FÜR DIE AUGEN

Das Palmieren, also das beruhigende Auflegen der Hände auf beide Augen, hat einen sehr entspannenden Effekt und kräftigt das Sehorgan. Wenn Sie es täglich nur einige Minuten anwenden, verspüren Sie

- mehr Frische und Klarheit in den Augen,
- eine allgemein beruhigende Wirkung auf das Nervensystem und
- mehr Ruhe und inneren Frieden.

So wird's gemacht:
Setzen Sie sich an einen Tisch und stützen Sie Ihre Ellenbogen eventuell auf übereinander gelegten Büchern ab, um aufrecht sitzen zu können. Legen Sie beide Hände dabei so auf die Augen, dass diese vollständig abgedeckt sind, dabei aber dazwischen noch ein Hohlraum bleibt. Blicken Sie mit leicht geöffneten Augen in das dadurch entstehende Dunkel. Die Handballen kommen dabei über dem Oberrand der Kieferhöhlen zu liegen und erwärmen diese. Sie werden spüren, das Palmieren beruhigt und stärkt nicht nur die Augen, sondern auch die Nerven und wirkt heilsam auf eventuell vorhandene Nebenhöhlenentzündungen, die ihrerseits wieder die Sehkraft vermindern können. Reiben Sie jeweils vor dem Palmieren die Hände kräftig aneinander und wiederholen Sie diesen Vorgang öfters während der Übung. Insgesamt nehmen Sie sich dafür täglich zweimal fünf bis zehn Minuten Zeit.

TIPP AYURVEDISCHES KRÄUTER-AUGEN-GHEE

Das Kräuter-Augen-Ghee enthält die Augen stärkende, allgemein verjüngende, entschlackende und stoffwechselanregende Heilpflanzen wie die Früchte von Amalaki und Haritaki, die Süßholzwurzel, Langkornpfeffer, Shatavari (wilder Spargel) und Ashwagandha, die Winterkirsche. Dieses Augen-Ghee hat sich besonders bewährt

- zur Kräftigung der Augen bei Fehlsichtigkeit,
- bei allen Pitta-Augenkrankheiten (Entzündungen der Bindehäute, Sehnerventzündungen u. a.), aber auch zur Behandlung verschiedener anderer Augenerkrankungen wie der
- Makuladegeneration. In diesen Fällen sollte die Behandlung aber mit einem Arzt oder Augenarzt abgestimmt werden.

So wird's gemacht:
Nehmen Sie von dem Augen-Kräuter-Ghee innerlich zweimal täglich, am besten nüchtern, das heißt eine halbe Stunde vor den Mahlzeiten, einen Teelöffel mit etwas warmer Milch ein. Der Geschmack ist gewöhnungsbedürftig, die gute Wirkung wiegt aber diese kleine Unannehmlichkeit auf. Das Kräuter-Ghee kann auch äußerlich angewendet werden. Dazu nehmen Sie ein reiskorngroßes Stückchen auf Ihre Fingerkuppe und streichen es abends, bevor Sie sich schlafen legen, sanft über die Lider (bei überreizten Augen, Sehschwäche, zur allgemeinen Stärkung der Sehkraft).

TIPP AUGENBAD MIT GHEE BEI BINDEHAUTENTZÜNDUNG

Wenn Sie an überreizten Augen oder entzündeten Bindehäuten leiden, können Sie diese erfolgreich mit kühlendem Ghee behandeln. Die einfache Methode besteht darin, etwas Ghee um die Augenlider einzureiben und wie eine Augensalbe etwas in die Augen selbst einzubringen. Noch besser und den Augen allgemein sehr zuträglich ist jedoch ein Augenbad in Ghee mit Hilfe einer Augenbadewanne, die Sie in der Apotheke erhalten. Das Ghee-Augenbad wird stets als außerordentlich heilkräftig empfunden. Es

- beruhigt und stärkt überanstrengte Augen,
- hilft gegen einfache Bindehautentzündungen und
- wirkt reizlindernd (zum Beispiel auch bei juckenden und brennenden Augen, die mit Heuschnupfen einhergehen).

So wird's gemacht:
Erwärmen Sie etwa einen Esslöffel reines Ghee auf Körpertemperatur, füllen Sie damit die Augenbadewanne auf und baden Sie jedes Auge einige Minuten bei offenen Lidern im Ghee.

Hinweis: Bei eitrigen Entzündungen der Bindehäute des Auges sollten Sie einen Arzt zu Rate ziehen.

BLASENBESCHWERDEN

Erkrankungen der Harnwege sollten immer ärztlich abgeklärt werden. Oft liegen Infektionen zu Grunde, die gezielt behandelt werden müssen. Gegen die Anfälligkeit für solche Erkrankungen und vor allem gegen mehr funktionelle Störungen wie die Reizblase oder den häufigen nächtlichen Harndrang können Sie sich mit ayurvedischen Hausmitteln aber wirksam schützen. Bei allen Erkrankungen der Unterleibsorgane und der Niere ist aus ayurvedischer Sicht ursächlich das Prinzip *Apana-Vata* gestört. *Apana*, eine Teilfunktion von Vata, regelt auf der körperlichen Ebene alle Ausscheidungsvorgänge (Harnlassen, Stuhlgang, Menstruation, Samenerguss, Eisprung). In geistiger Hinsicht hat Apana mit *Loslassen* zu tun. Wer also in sich ruht und gelassen dem Leben begegnen kann, ist offen für Veränderung und lebt im Fluss der Zeit, er kann nehmen und geben. In seinem Organismus fließen die Energien frei und passen sich den sich ständig verändernden Situationen intelligent an. Energetische Blockaden, die oft im Geistigen wurzeln, können sich dagegen in körperlichen und organischen Beschwerden und Krankheiten manifestieren. Immer sind neben organischen Ursachen daher auch das Verhalten und die Einstellungen zum Leben oder zu einer bestimmten Lebenssituation mit zu bedenken und gegebenenfalls zu ändern, wenn Unterleibserkrankungen und Nieren-Blasen-Störungen auftreten. Hier zunächst wieder einige allgemeine Tipps, die helfen:

- **Trinken Sie ausreichend!** Kräutertees, frische Säfte und reines Wasser spülen die Harnwege und regen Apana-Vata an. Bei akuten Beschwerden oder zur Vorbeugung ist vor allem das heiße Wasser (siehe Tipp Seite 30 – 33) wieder sehr zu empfehlen.

- **Pitta-Tee** wirkt vorteilhaft bei Entzündungen, **Vata-Tee** bei nervösen Störungen von Blase und Harnwegen (siehe Tipp Seite 41 f.). Er sollte jedoch nicht in der letzten Stunde vor dem Zubettgehen getrunken werden, da er vermehrten nächtlichen Harndrang hervorrufen kann.
- **Klären Sie mögliche geistig-seelische Ursachen.** Schon ein offenes Gespräch mit Ihrem Arzt kann viel bewirken.
- **Halten Sie Unterleib und Füße stets warm.** Kalte Füße schwächen Apana-Vata, Wärmeanwendungen entspannen dieses Regulationsprinzip und normalisieren seine Funktionen.
- **Ein warmes Fußbad,** 20 Minuten, Temperatur ansteigend, erwärmt den Unterleib und unterstützt wirksam die Abheilung einer Reizblase oder nervös bedingter Prostatabeschwerden. Eine ähnliche, aber lokal stärkere Wirkung haben Sitzbäder mit Kräuterzusätzen (zum Beispiel Kamille, Frauenmantelkraut, Zinnkraut bei nervöser Reizblase der Frau).
- **Ein Bauchabhyanga** ist vor allem bei nervösen Blasen- und Unterleibsstörungen sehr hilfreich (siehe Tipp Seite 60 f.). Verwenden Sie Vata-Massageöl, Johanniskrautöl oder Rizinusöl (wirkt entkrampfend und aktiviert Apana-Vata).
- **Ayurvedische Prostata-Kräutertabletten** wirken verjüngend auf die Prostata und die Sexualfunktionen. Diese Mittel kann Ihnen Ihr Ayurveda-Arzt verordnen.

TIPP KORIANDERTEE BEI ENTZÜNDUNGEN DER HARNWEGE

Bei Reizblase, Blasenentzündungen, grundsätzlich bei allen brennenden Erscheinungen (Pitta-Störungen) in den Harnwegen hilft ein Tee aus Koriander-Samen und unterstützt gegebenenfalls erforderliche ärztliche Maßnahmen. Koriandertee

- regt die Harnausscheidung an,
- wirkt entzündungshemmend,
- ist mild fiebersenkend,
- entgiftet und
- stärkt die Lebenskraft.

So wird's gemacht:
Für den Tee überbrühen Sie einen Teelöffel Koriander-Samen mit einer Tasse heißem Wasser und lassen das Ganze zehn Minuten ziehen. Zwei- bis dreimal täglich in kleinen Schlucken trinken.

Hinweis: Größere Mengen Koriandertee können Vata zu sehr anregen. Zum »Durchspülen« der Harnwege sollten Sie also keinen Koriandertee, sondern heißes Wasser und andere Kräutertees trinken. Auch Pitta-Tee (siehe Tipp Seite 42) ist hierfür geeignet.

TIPP BLASEN-RASAYANA BEUGT VOR UND UNTERSTÜTZT DIE HEILUNG

Bei Anfälligkeit für Blasenentzündungen, bei nervöser Reizblase, aber auch bei Prostatabeschwerden hat sich das Blasen-Rasayana sehr bewährt. Es enthält neben der Amlafrucht *Pedalium murex*, einem berühmten ayurvedischen Heilkraut, das durchspült, Entzündungen hemmt und die Funktionen von Blase und Niere stärkt, außerdem *Tinospora cordifolia*, eine Heilpflanze, die ausgesprochen abwehrsteigernd, die Harnwege desinfizierend und allgemein tonisierend wirkt. Das Blasen-Rasayana

- stärkt die Blase und ihre Widerstandskraft gegenüber Infektionen,
- unterstützt die Abheilung akuter Blasen- und Niereninfektionen,
- wirkt der Nieren- und Blasensteinbildung entgegen,
- scheidet Ama (Toxine) aus,
- gleicht die energetische Funktion von Apana-Vata aus,
- reinigt das Blut und
- verbessert die sexuellen Funktionen.

So wird's gemacht:
Nehmen Sie bei akuter Störung drei- bis viermal täglich zwei Kräutertabletten nüchtern morgens und abends mit heißem Wasser oder in Verbindung mit Heilkräutertees. Zur Vorbeugung oder bei längerer Anwendung ist zweimal täglich eine bis zwei Tabletten die übliche Dosierung.

TIPP SANDELHOLZWASSER GEGEN NÄCHTLICHEN HARNDRANG

Ganz im Vordergrund der medizinischen Wirkung von Sandelholz steht seine kühlende und beruhigende Wirkung auf Körper und Geist. Ob zu einem Pulver verrieben, als Paste mit Ghee oder Wasser angerührt und äußerlich aufgetragen oder als Öl, das Sandelholz reduziert und beruhigt sehr wirksam und angenehm Pitta und wird daher in vielen ayurvedischen Rezepturen und Pflanzenmitteln verwendet. Es folgt ein Rezept für einen Kaltwasserauszug

- gegen Reizblase,
- häufiges nächtliches Harnlassen und
- Hämorrhoidenbeschwerden.

So wird's gemacht:
Sie geben einen halben Teelöffel Sandelholzpulver in ein Glas Wasser, lassen es drei bis vier Stunden stehen und trinken es abends vor dem Schlafengehen.

TIPP SCHMERZSTILLENDE GEWÜRZEINREIBUNG

Gewürze stärken nicht nur innerlich genommen *Agni*, das Verdauungsfeuer, sondern regen auch bei äußerer Anwendung die Durchblutung und den Stoffwechsel an. Die folgende Gewürzmischung, mit Wasser zu einem Brei verrührt und äußerlich bei akuter Reizblase aufgetragen,

- entkrampft und nimmt die Schmerzen,
- regt die Durchblutung der Unterleibsorgane an und
- erhöht – bei regelmäßiger Anwendung – die Widerstandskraft der Blase gegen Infektionen und kräftigt sie.

So wird's gemacht:
Mahlen Sie fünf Mandeln, je einen Teelöffel Nelken, Zimt, Kardamom und Ingwer zu einem feinen Pulver und verrühren Sie das Ganze mit Wasser zu einem Brei. Damit reiben Sie sanft den Unterleib ein. Lassen Sie die Gewürze so lange einwirken, bis ein angenehmes und schmerzstillendes Wärmegefühl entsteht.

ERKÄLTUNG, GRIPPALER INFEKT

Erkältungskrankheiten treten gehäuft während der Übergangszeiten des Jahres auf, die nach Ayurveda von Vata-Einflüssen und der Ansammlung von Kapha geprägt sind. Vorbeugung ist daher die beste Medizin, und die *Ritucharya*, die ayurvedischen Verhaltens- und Ernährungsregeln, geben uns die bewährten Richtlinien, von denen viele auch in unserem Kulturkreis bekannt sind. Im Frühjahr und im Herbst sollten Sie daher Ihr Verdauungssystem in Ordnung bringen und etwas entschlacken. Die wichtigsten Regeln und Empfehlungen finden Sie beim Thema »Gesund durch die Jahreszeiten«, Frühjahr und Herbst (siehe Seite 72 f., Seite 78).

Falls Sie dennoch krank geworden sind, unterstützen einfache Maßnahmen eine schnelle Heilung:

- **Trinken Sie heißes Wasser** (siehe Tipp Seite 30–33).
- **Trinken Sie ayurvedische Tees, die das aktuell gestörte Dosha ausgleichen** (siehe Tipp Seite 41–43):
  - Vata-Tee bei Frösteln, Unruhe, Gliederschmerzen,
  - Pitta-Tee bei Hitze, Schweiß und Fieber,
  - Kapha-Tee bei Verschleimung, Schweregefühl, Dumpfheit und Müdigkeit.
- **Nehmen Sie nur leichtes Essen ohne tierisches Eiweiß zu sich,** vor allem ohne Milchprodukte, oder fasten Sie mit heißen Flüssigkeiten (mild gewürzte Suppen, Tees, heiße Zitrone, heißes Wasser).
- **Halten Sie Bettruhe.**
- **Hören Sie mehrmals täglich die heilenden Klänge von Gandharva-Veda-Musik** (siehe Tipp Seite 67–69). Das Immunsystem und die Genesung werden dadurch spürbar unterstützt.

- **Ayurvedische Kräuterpräparate stärken die Abwehrkräfte und leiten Toxine aus.** In jedem Fall können Sie Triphala-Tabletten einnehmen (mehrmals täglich ein bis drei Tabletten). Ayurvedisches Nasen-Rasayana löst Schleim aus den oberen Atemwegen und beschleunigt die Heilung (mehrmals täglich ein bis drei Tabletten).

TIPP AROMATISIEREN DER RÄUME

Aromaöle, Harze und Dufthölzer schaffen nicht nur eine angenehme Atmosphäre im Raum. Sie

- desinfizieren die Raumluft und mindern dadurch die Ansteckungsgefahr Ihrer Mitbewohner,
- stärken bei der Inhalation die Abwehrkräfte der Schleimhäute und reinigen sie ebenfalls,
- wirken über das limbische System im Gehirn auf die psychische Verfassung des Kranken, der dadurch entspannt und positiv gestimmt wird, was den Heilungsprozess beschleunigen kann.

Es eignen sich zum Beispiel die ayurvedischen Aromaöle, Sandelholz-Räucherstäbchen und vor allem das Harz des Weihrauchbaumes. Wohlriechendes Weihrauchharz aus Ostafrika oder Südarabien erhalten Sie im Fachhandel.

So wird's gemacht:
Aromaöle in der Duftlampe verströmen lassen oder auf ein Tuch geben und inhalieren.

Räucherstäbchen dürfen Sie nicht zu lange und intensiv abräuchern lassen, da die beim Abbrennen entstehenden Rußpartikel die Schleimhäute reizen können.

Weihrauchharz kann man im Winter auf eine heiße Ofenplatte legen oder in einem richtigen Weihrauchfass verräuchern. Es geht aber auch behelfsmäßig: Einige Körner auf ein Gitter geben (Teesieb), das ein Gefäß, zum Beispiel eine Tasse, bedeckt, in der ein Teelicht steht. Die Flamme sollte das Harz nicht berühren, das Gefäß muss also hoch genug sein. Auf diese Weise verströmen ausreichend Weihrauchdämpfe und erfüllen den Raum mit den heilenden Kräften.

Fieber

Fieber ist eine der sinnvollen Einrichtungen des Körpers, Krankheitskeime zu bekämpfen. Moderates Fieber bei den üblichen Erkältungskrankheiten sollte daher nicht künstlich gesenkt werden. Es ist besser, die Abwehrkraft zu stärken, durch schweißtreibende Mittel Gift- und Schlackenstoffe auszutreiben und den Organismus durch mildes Fasten zu entlasten.

Bei Kindern, die zu Fieberkrämpfen neigen, oder Personen, die wegen bestimmter Erkrankungen keine erhöhte Körpertemperatur haben dürfen, muss unter Umständen ein allopathisches Fiebermittel schon ab geringeren Temperaturen gegeben werden. Anhaltendes Fieber muss immer vom Arzt abgeklärt werden.

- **Heißes Wasser fördert Schwitzen,** leitet Toxine aus, mildert die körperlichen Beschwerden wie Kopf- oder Gliederschmerzen und senkt das Fieber (siehe Tipp Seite 30 – 33).
- **Lindenblütentee wirkt schweißtreibend und senkt dadurch mild Fieber** (einen Teelöffel auf eine Tasse Wasser, heiß überbrühen, fünf Minuten ziehen lassen, mehrere Tassen schluckweise bis zum Schweißausbruch trinken).
- **Hibiskusblütentee lindert Schmerzen, senkt Fieber und wirkt kühlend** (Zubereitung siehe Tipp Seite 95, zwei bis drei Tassen schluckweise trinken).
- **Pitta-Tee wirkt ebenfalls kühlend,** Pitta-Aromaöl schafft eine angenehme und kühle Raumatmosphäre.

TIPP GEWÜRZABKOCHUNG GEGEN ERKÄLTUNG UND FIEBER

Eine Abkochung aus Kreuzkümmel, Koriander und Ingwerpulver hilft ausgezeichnet zu Beginn von Erkältungskrankheiten mit Fieber. Kreuzkümmel beruhigt und entgiftet, Ingwer reinigt, wirkt schweißtreibend und unterstützt das Immunsystem, und das Anti-Pitta-Gewürz Koriander kühlt und hilft das Fieber zu senken. Alle drei Gewürze ergänzen und verstärken sich gegenseitig. Dieses ayurvedische Hausmittel

- regt die Schweißbildung an,
- bindet Gifte und hilft sie auszuscheiden,
- wirkt fiebersenkend,
- hilft gegen Übelkeit und Blähungen und stärkt die Verdauungskraft.

So wird's gemacht:

1/4 TL Kreuzkümmel-Samen oder -Pulver
1/4 TL Koriander-Samen
1/4 TL Ingwerpulver

Die Gewürze in einen Topf geben und mit einer Tasse Wasser übergießen, auf eine Viertel Tasse herunterkochen, abfiltern, eventuell etwas Rohrohrzucker (oder Sharkara, ayurvedischen Zucker) hinzufügen, zur Nacht die Hälfte trinken, den Rest am Morgen.

TIPP MILCHKOMPRESSE GEGEN KOPFSCHMERZ BEI FIEBER

Ein einfaches, aber sehr wirksames ayurvedisches Hausmittel gegen Kopfschmerz und schmerzende Augen bei Fieber ist die Milchkompresse.

Sie wirkt

- angenehm kühlend,
- mild fiebersenkend und
- schmerzlindernd.

So wird's gemacht:

Tauchen Sie einen Waschlappen oder ein Tuch in raumtemperierte Milch, wringen Sie sie etwas aus und legen Sie diese kühlende Kompresse auf die Augen oder die Stirn. Bei Bedarf mehrmals erneuern.

Husten

TIPP INGWER-SÜSSHOLZ-ABKOCHUNG GEGEN ERKÄLTUNG UND HUSTEN

Ingwer ist ein ausgezeichnetes Mittel bei Erkältungskrankheiten. Er stärkt nicht nur den Kreislauf, sondern wirkt schweißtreibend und fiebersenkend und stabilisiert das Immunsystem. Die Süßholzwurzel hat vielfältige Wirkungen, die den Ingwer bei Erkältung und Fieber effizient unterstützen. Die Wurzel, aus der auch die Lakritze gemacht wird, hemmt Entzündungen, stärkt das Immunsystem, lindert harten und schmerzhaften Husten und hilft, den Schleim zu lösen. Die folgende Abkochung

- erwärmt in den Anfangsstadien einer fieberhaften Erkältung wohltuend, wenn der Körper noch fröstelt,
- lindert die unangenehmen Begleiterscheinungen eines Infektes wie Glieder- oder Kopfschmerzen,
- wirkt schweißtreibend,
- verbessert die Abwehrkraft und
- stillt Husten und löst Schleim.

So wird's gemacht:
Je einen Esslöffel gereinigte und geschälte Wurzelstücke von Ingwer und Süßholz in einem Liter Wasser 20 Minuten kochen, in einer Thermoskanne warm halten und über den Tag verteilt gut warm trinken.

TIPP BASILIKUMTEE FÜR KLAREN GEIST UND BEI ERKÄLTUNGEN

Sie können Basilikumkraut als Tee besonders für geistige Klarheit, gegen Stressfolgen oder bei Erkältungskrankheiten einsetzen. Basilikumtee lindert und unterstützt bei Atemwegsinfektionen, besonders bei Husten, Bronchitis, Brustfellentzündung und bei Asthma bronchiale. Er wirkt

- fiebersenkend,
- antibakteriell und
- schleimlösend.

So wird's gemacht:
Die Zubereitung des Basilikumtees wird auf Seite 89 beschrieben. Bei Bedarf mehrmals täglich eine Tasse warm trinken.

TIPP AYURVEDISCHES MINZÖL LÖST HUSTEN UND BEFREIT DIE ATMUNG

Die ätherischen Dämpfe des ayurvedischen Minzöls
- desinfizieren,
- lösen Husten und Schnupfen und
- befreien die Atmung.

So wird's gemacht:
Bei Schnupfen
Reiben Sie je einen Tropfen des Öls in die Nasenvorhöfe ein. Dies öffnet die Nase und löst Nasensekret. Oder Sie träufeln etwas Maharishi-Ayurveda-Minzöl auf ein mit Wasser befeuchtetes Taschentuch und inhalieren so.

Bei Husten und Nasennebenhöhlenaffektion
Bereiten Sie ein Kräuterdampfbad für den Kopf aus Thymian, Kamille und Lavendel und geben Sie dazu fünf Tropfen des Minzöles. Inhalieren Sie zehn Minuten die Dämpfe und decken Sie dabei die Augen mit einer feucht-kühlen Kompresse ab. Nach ayurvedischer Lehre sollen die Augen nicht der Hitze ausgesetzt werden. Abschließend tauchen Sie ein Tuch in das Inhalationswasser, wringen es aus und legen es als Kompresse im Nacken auf. Dies hat eine sehr befreiende Wirkung auf Kongestionen der Nasennebenhöhlen, wodurch sich die Atemwege wohltuend öffnen und sich Schleim leichter löst.

Schnupfen

TIPP NASYAÖL GEGEN VERSTOPFTE ODER TROCKENE NASE

Bei verstopfter Nase infolge von Schnupfen oder Nasennebenhöhlenentzündung oder auch bei trockener Nase hilft ausgezeichnet das ayurvedische Nasyaöl. Sie ersparen sich die üblichen Nasensprays und -salben, die bei längerer Anwendung die Nasenschleimhäute schädigen können und vor allem zu einer Gewöhnung führen. Das ayurvedische Nasyaöl, das in Sesamöl gelöste, pflegende und heilende Kräuter enthält, schadet dagegen auch bei längerer Applikation nicht.

Das ayurvedische Nasenöl

- löst Schleim,
- desinfiziert den Nasenvorhof,
- aktiviert den Stoffwechsel und die Immunbarriere der Nasenschleimhäute und
- schützt und pflegt die Nasenschleimhaut auch bei trockener Nase.

So wird's gemacht:

Träufeln Sie zwei bis drei Tropfen des Nasyaöls auf den Handteller der einen Hand und nehmen Sie mit der Kleinfingerkuppe der anderen etwas von dem Öl auf. Reiben Sie es dann sanft zuerst in den einen Nasenvorhof und ziehen Sie es kräftig einatmend hoch, während Sie gleichzeitig die andere Nasenöffnung mit dem Daumen beziehungsweise Mittelfinger verschließen. Beim zweiten Nasenvorhof verfahren Sie genauso.

Halsschmerzen

- **Ayurvedische Pastillen.** Aus einer wohltuenden Kräutermischung bestehende Lutschpastillen lindern Heiserkeit und Halsschmerzen bei Erkältungskrankheiten oder nach Überanstrengung der Stimme. Mehrmals täglich eine Pastille lutschen.
- **Ayurvedisches Minzöl zum Gurgeln.** Bei Rachen- oder Mandelentzündung lindert eine Gurgellösung mit ayurvedischem Minzöl die Schmerzen. Geben Sie fünf Tropfen Minzöl in ein Glas gut warmes Wasser und gurgeln Sie damit mehrmals täglich, jeweils mehrere Minuten lang.

TIPP KAMILLE-SALBEITEE MIT WEIHRAUCHÖL GURGELN

Dieser Kräutertee mit Weihrauchölzusatz

- lindert die Halsschmerzen und Entzündungen im Mundraum,
- stärkt das lokale Immunsystem und
- wirkt (durch das Weihrauchöl) zusätzlich desinfizierend.

So wird's gemacht:
Bereiten Sie einen Tee aus Kamille und Salbei zu gleichen Teilen und geben Sie zwei bis fünf Tropfen Weihrauchöl in die Tasse. Damit gurgeln Sie bei Halsschmerzen.

TIPP KURKUMA-SALZWASSER GURGELN

Bei Halsschmerzen, Mandelentzündungen oder Mundschleimhaut-Aphthen lindern Sie Ihre Beschwerden und unterstützen ärztliche Behandlungen durch Gurgeln mit einer Kurkuma-Salzwasser-Lösung.

Das Wurzelpulver der Gelbwurz in Salzwasserlösung

- lindert die Entzündung,
- desinfiziert und
- reinigt den Mund- und Rachenraum.

So wird's gemacht:

In einem Glas lauwarmem oder – wenn angenehm – heißem Wasser einen Teelöffel Gelbwurzpulver und eine Prise Salz auflösen. Damit mehrmals täglich einige Minuten gurgeln beziehungsweise den Mund spülen.

ERSCHÖPFUNG

Wenn Sie sich ausgelaugt, nervlich erschöpft, körperlich und geistig überbeansprucht fühlen, dann ist das nach ayurvedischer Auffassung ein Verlust an *Bala*, an vitaler Lebensenergie.

Folgende Tipps werden Ihnen helfen:

- **Amrit Kalash stärkt Geist und Körper.** Für Männer wie Frauen empfiehlt sich die Einnahme von Rasayanas, insbesondere von Amrit Kalash (siehe Tipp Seite 43f.).
- **Neue Kraft schöpfen.** Um Ihre körperliche und geistige Leistungsfähigkeit wieder herzustellen, sollten Sie unbedingt für ausreichend Ruhe und Schlaf sorgen. Schlafen Sie sich richtig aus, gehen Sie einige Tage bewusst früh zu Bett. Ein Morgen- und ein Abendspaziergang helfen Ihnen zudem, neue Kraft zu gewinnen.
- **Ölmassage.** Als wirkungsvolle Hilfe, sich bei Erschöpfung wieder ins Gleichgewicht zu bringen und zu kräftigen, hat sich die Ölmassage erwiesen (siehe Tipps Seite 52–61).
- **Suryanamaskar und Sport.** Stärken Sie Ihren Organismus durch den »Sonnengruß«, eine ayurvedische Körperübung (siehe *Ayurveda für jeden Tag*, Seite 64–67), und durch regelmäßigen Sport, Ihrer Konstitution entsprechend (siehe Tipp Seite 70f.).

TIPP GRANATAPFELSAFT SCHENKT NEUE ENERGIEN

Falls Sie sich nach körperlicher oder psychischer Überlastung schwach und ausgelaugt fühlen, wird Ihnen die folgende Zubereitung, die von Dr. Raju, meinem ayurvedischen Lehrer, stammt, wieder neue Energien verleihen.

Sie

- ist reich an natürlichem Vitamin C,
- stärkt das Immunsystem und
- schenkt rasch neue Energien, ohne den Stoffwechsel zu belasten.

So wird's gemacht:

$^1/_2$ Tasse Granatapfelsaft (selbst aus der reifen Frucht auspressen)
$^1/_2$ Tasse Traubensaft
1 TL Kandiszucker braun
$^1/_2$ TL Honig
4 TL Reiswaffeln zermahlen
1 Prise echter Safran

Alle Zutaten in eine Tasse geben, gut verrühren und morgens anstatt des üblichen Frühstücks oder als Dessert nach dem Mittagsmahl essen.

TIPP FRISCHER BASILIKUM-PRESSSAFT IST EIN RASAYANA

Gepresster Saft von Basilikumkraut morgens getrunken

- ist ein Stärkungsmittel,
- verbessert den Appetit und
- wirkt wurmtreibend.

So wird's gemacht:
Basilikumblätter aus dem eigenen Garten oder vom Gärtner auspressen. Jeden Morgen fünf bis zehn Milliliter frischen Saft trinken.

HÄMORRHOIDEN

Hämorrhoiden haben verschiedene Ursachen: Die wichtigsten sind ein Mangel an Bewegung, träger Darm und ungesundes Essen.

Beachten Sie daher unbedingt folgende Empfehlungen:

- **Orientieren Sie sich an den allgemeinen ayurvedischen Ernährungsregeln** (siehe Seite 26–29), vermeiden Sie vor allem Zwischenmahlzeiten und schweres Essen abends.
- **Achten Sie auf regelmäßigen Stuhlgang** (siehe Seite 221 f.).
- **Trinken Sie warme Getränke,** sie unterstützen die Verdauungstätigkeit.
- **Trinken Sie kurmäßig über einen längeren Zeitraum nach ayurvedischer Vorschrift heißes Wasser** (siehe Tipp Seite 30–33).
- **Hibiskusblütentee kann bei blutenden Hämorrhoiden eingesetzt werden** (Zubereitung siehe Tipp Seite 95, zwei bis drei Tassen über den Tag verteilt trinken).
- **Treiben Sie regelmäßig leichten, Ihrem Typ angemessenen Sport** (siehe Tipp Seite 70 f.)

TIPP KRÄUTERMISCHUNG HILFT BEI HÄMORRHOIDEN

Ein ausgezeichnetes Nahrungsergänzungsmittel gegen Hämorrhoiden wird im Maharishi Ayurveda in Tablettenform angeboten. Sie enthalten die Wirkstoffe des Niembaumes *(Melia azadirachta)*, des indischen Kinobaumes *(Pterocarpus marsupium)* sowie der Spitzklette *(Xanthium strumarium)*. Ihre Heilsubstanzen

- stärken Apana-Vata, das heißt, sie normalisieren die Ausscheidungsvorgänge des Organismus,
- können dadurch auch Beckenstauungen auflösen und
- Hämorrhoiden abschwellen lassen.

So wird's gemacht:
Eine Tablette eine halbe Stunde vor dem Frühstück und vor dem Abendessen mit Lassi einnehmen.

UNGESUNDE HAUT

Eine schöne Haut und eine gute Ausstrahlung sind unmittelbar verbunden mit Gesundheit und innerem Glück. Denn die Haut ist wie ein Spiegel unseres Innenlebens. Wir berühren hier unmittelbar die Seele, erleben Gefühle und drücken sie aus. Über die Reflexzonen der Haut können wir zahlreiche Körperfunktionen anregen oder beruhigen. Und die Haut ist selbst ein Organ mit vielfältigen, für das Leben und das Wohlbefinden unerlässlichen Aufgaben: Sie atmet und scheidet aus, schützt und grenzt ab, regelt den Wärmehaushalt, nimmt Licht auf und bildet so Vitamin D, und sie ist eine körpereigene Apotheke, produziert Hormone und Immunstoffe. Eine gute Pflege der Haut ist daher ein unerlässlicher Beitrag für Gesundheit, Glück und Wohlbefinden. Orientieren Sie sich dabei an den folgenden Tipps:

- **Beachten Sie bei allen Pflegemaßnahmen Ihren ayurvedischen Hauttyp:**
  - *Vata-betonte Haut* ist trocken, sensitiv und kälteempfindlich. Sie braucht Ruhe, Öl und Wärme von innen und von außen. Alle Vata ausgleichenden Maßnahmen tun auch der Vata-Haut gut (siehe Seite 16 f.).
  - *Pitta-betonte Haut* ist kräftig durchblutet, sonnenempfindlich und neigt zu Reizungen und Rötungen. Sie braucht nährend-kühlende Pflege und besonders hohen Sonnenschutz. Alle Pitta ausgleichenden Anwendungen und Verhaltensweisen schützen auch die Pitta-Haut (siehe Seite 19 f.).
  - *Kapha-betonte Haut* ist eher fettig, sondert mehr Talg ab, ist kühl und weniger sensitiv. Entfettende Behandlungen, Trockenmassagen und entschlackende Maßnahmen sind richtig. Alle Kapha ausgleichenden Empfehlungen tun auch der Kapha-Haut gut (siehe Seite 22 f.).

- **Stärken und reinigen Sie die Haut durch regelmäßiges Abhyanga** (siehe Tipp Seite 52–55).
- **Achten Sie auf eine gesunde Ernährung, die Ihrem Körper- und Hauttyp und den Jahreszeiten entspricht.** Gutes, frisches, gesundes Essen nährt die Haut und hält sie jung. Im Maharishi Ayurveda werden einige Nahrungsgruppen besonders empfohlen, unabhängig vom Hauttyp:
  - *Frisches Obst erhält die Elastizität und die Geschmeidigkeit der Haut:* Essen Sie reichlich süße, reife, saftige Früchte und einen gedämpften Apfel zum Frühstück.
  - *Mineralien und die Intelligenz der Natur aus Getreiden:* Getreidekörner sind die Samen, aus denen neues Korn entsteht. Sie enthalten konzentrierte Information, die Ordnung und Intelligenz der Natur, die auch unseren Körper nährt. Außerdem liefern sie wertvolle Mineralien und B-Vitamine. Essen Sie unterschiedliche Getreide, zum Beispiel als gekochten Brei oder als Beilage. Besonders zu empfehlen sind Quinoa, Hirse, Gerste, Amaranth, Roggen und Weizen.
  - *Vitamine und Bioflavonoide aus grünen Blattgemüsen:* Frische Salate und bekömmlich gekochtes Gemüse, besonders die grünen Blattgemüse, nähren und stärken die Haut. Sie liefern stoffwechselaktive Vitamine, Mineralien wie Eisen und Calcium, Biofarbstoffe und Pflanzenfasern und sorgen für rosige Wangen, gesunde Verdauung, reines Blut und gut genährte Haut.
  - *Pflanzliche Proteine:* Hochwertige Lieferanten für pflanzliches, bekömmliches oder besonders gesundes Eiweiß sind Mungobohnen und Lassi (siehe Tipp Seite 37 f.). Diese leicht verdaulichen Proteine eignen sich für alle Konstitutions- und Hauttypen. Auch Mandel- und Cashewmus liefern hochwertige Proteine, sind gesund und schmecken lecker.

- **Verzichten Sie auf Stimulanzien wie Nikotin und Kaffee.** Sie fördern den Alterungsprozess, auch der Haut.
- **Verwenden Sie die Maharishi-Ayurveda-Pflegeprodukte:** Gesichtscremes, Cleansing Milk, Gesichtspflegeöl, Skin Refresher oder Peeling Gel zum Beispiel bestehen aus hochwertigen Ölen und Kräutern nach ayurvedischen Rezepten, sie pflegen und reinigen die Haut.
- **Vermeiden Sie Stress!** Dauerhafter Stress erhöht Vata, trocknet aus, fördert die Faltenbildung und Hautkrankheiten, vor allem Ekzeme und Neurodermitis. Gestalten Sie Ihr Leben ausgewogen, lernen Sie Entspannungsmethoden und Meditation, üben Sie Yoga und treiben Sie leichten Sport (siehe Seite 66–71).
- **Gönnen Sie sich regelmäßig einen Schönheitsschlaf.** Gemeint ist nicht der Schlaf nach dem Mittagessen (ein kurzes Nickerchen oder einfach nur die Beine für eine Viertelstunde hochlegen sind auch aus ayurvedischer Sicht erholsam und gesund), sondern die frühe Ruhe der Nacht. Der Schlaf vor Mitternacht (am besten vor 22 Uhr) ist am erholsamsten, baut wirksam Stress ab und schenkt neue, jugendliche Frische für Geist und Körper, insbesondere auch für die Haut.
- **Verwöhnen Sie Ihre Haut mit einem Freiluftbad in der Morgensonne.** Morgensonne ist der Haut, die Licht und Sonne braucht, am zuträglichsten. Sie nährt und schmeichelt der Haut, lädt sie mit milder Sonnenenergie auf und ist besonders wohltuend und auch heilsam für kranke Haut. Die beste Zeit dafür ist der frühe Morgen oder Vormittag, also die Kapha-Zeit des Tages zwischen 6 Uhr und 10 Uhr. Meiden Sie die pralle Mittags- oder Nachmittagssonne, sie fördert Hautkrebs und lässt die Haut schneller altern.

TIPP GEWÜRZMISCHUNG FÜR DIE HAUT

Gewürze unterstützen nicht nur die Verdauung, sondern reinigen und nähren auch die Haut. Die Gelbwurz ist unter den Gewürzen wahrscheinlich ihr bester Freund, denn sie entgiftet die tieferen Hautschichten, verbessert den Leberstoffwechsel, der ja großen Einfluss auf die Hautgesundheit hat, und ist ein starkes Antioxidans, ein Schutzmittel gegen die Freien Radikale also, die beim Alterungsprozess und der Entstehung von Krankheiten, auch der Haut, eine so große Rolle spielen. Kreuzkümmel, Bockshornkleesamen, schwarzer Pfeffer und Kurkuma reinigen das Blut und klären das Fettgewebe. Schwarzer Pfeffer und Kurkuma verbessern darüber hinaus den Transport von Nährstoffen zur Haut und die Schweißbildung.
Die folgende Gewürzmischung

- reinigt die Haut,
- hält sie frisch und
- unterstützt die Versorgung mit Nährstoffen.

So wird's gemacht:

3 Teile Kurkuma (Gelbwurz)
6 Teile Koriander
6 Teile Fenchel
1 Teil schwarzer Pfeffer

Die Gewürze fein mahlen und in einer Gewürzdose oder einem dunklen Glas aufbewahren. Verwenden Sie diese Mischung beim Kochen oder streuen Sie etwas davon über Ihr Essen.

TIPP AYURVEDISCHE NAHRUNGSERGÄNZUNG

Ein traditionelles Rasayana für die Haut enthält verschiedene Heilpflanzen, die das Blut reinigen, den Tonus der Haut erhöhen, die Poren für eine bessere Ausscheidung öffnen und die Entgiftungsfunktionen von Leber und Nieren verbessern. Diese *Nahrungsergänzung für gesunde Haut*

- stärkt die Ausstrahlung der Haut,
- reinigt sie und unterstützt die Behandlung von Akne und unreiner Haut,
- schützt bei Lichtempfindlichkeit der Haut und
- beugt vorzeitiger Faltenbildung vor.

So wird's gemacht:
Zweimal täglich zwei Kräutertabletten vor dem Essen über einen längeren Zeitraum einnehmen.

TIPP LOTUSWURZEL-TONIKUM

Zur Pflege der Gesichtshaut eignen sich nicht nur die diversen ayurvedischen Kosmetikfertigprodukte. Sie können mit einfachen Mitteln besondere und ganz individuelle, äußerst angenehme und natürliche Tonika zubereiten. Die Lotus- oder *Kamala*-Blüte ist eine traditionelle ayurvedische Heilpflanze. Daraus lässt sich ein exotisch duftendes Hauttonikum herstellen, das für alle Hauttypen geeignet ist. Damit

- erfrischen und vitalisieren Sie die Gesichtshaut,
- schließen die Poren und
- beruhigen und entspannen die Haut.

So wird's gemacht:

1 Lotuswurzel
1/2 l Wasser
1–2 Tropfen Lotus-Aromaöl

Die Lotuswurzel über Nacht in Wasser einweichen. Die Wurzel aus dem Wasser nehmen und das Wasser mit etwas Lotus-Aromaöl anreichern.

Tonika werden mit den Fingerspitzen oder mit einem Wattebausch sanft auf die Gesichtshaut getupft. Sehr dünnflüssige Tonika können Sie auch aus einer Sprühflasche auf die Haut sprühen.

TIPP LOTUSSAMEN-MASKE

Kräutergesichtsmasken pflegen, reinigen, stärken und nähren die Haut. Das folgende Rezept stammt von einer hoch angesehenen indischen Familie, in der natürliche Schönheitsrezepturen seit Generationen gepflegt werden.

Diese Lotussamen-Maske

- schenkt der Haut einen geschmeidigen Glanz,
- stärkt den Tonus der Haut und ihre Elastizität,
- reinigt die Poren und
- fördert mild ihre Durchblutung.

Die Lotussamen-Maske eignet sich für jeden Hauttyp. *Ghee* kühlt überschüssiges Pitta, heilt eine entzündete Haut und fettet trockene Haut. *Honig* wirkt zusammenziehend und verringert dadurch unter anderem zu viel Kapha in der Haut. *Safran* regt die Aufnahmefähigkeit der oberen und unteren Hautschichten für Heilsubstanzen an und verleiht einen schönen Teint. *Lotus* schließlich, im westlichen und östlichen Kulturkreis eine Pflanze der Weisheit, Reinheit und Göttlichkeit, trägt die Schönheit und den Zauber der Natur selbst in sich, Eigenschaften, die nicht allein durch wissenschaftliche Analytik erfasst werden können.

So wird's gemacht:

6 echte Safranfäden
3 EL gemahlene Lotussamen
$^1/_4$ TL Blütenhonig
1 TL Ghee
2–3 Tropfen Rosenwasser

Die Safranfäden in drei Esslöffel kochendem Wasser ansetzen und über Nacht einweichen. Danach mit den anderen Zutaten so lange verrühren, bis eine geschmeidige Creme entsteht.
Anwendungsdauer: etwa 15 bis 20 Minuten.

Wenn Sie lieber ein ayurvedisches Fertigprodukt verwenden, dann versuchen Sie alternativ die *Sandelholzgesichtsmaske*. Die Komposition natürlicher hautpflegender Öle mit einem hohen Sandelholzanteil ist besonders bei entzündlicher und trockener Haut wohltuend und heilsam. Sandelholz wirkt ausgesprochen kühlend auf Pitta-Veränderungen der Haut, desinfiziert und beruhigt sie. Lanolin, Sheabutter sowie Mandelöl enthalten hochwertige, hautwirksame Substanzen, die sie pflegen und nähren.

Hinweis: Masken sollen grundsätzlich nur auf eine vorgereinigte Haut aufgetragen werden, die Augen bleiben frei. Durch ein vorangehendes Gesichtsdampfbad oder eine Kompressen-Behandlung wird die Heilwirkung der Kräutermaske intensiviert.*

* Zahlreiche weitere Tipps und Rezepte für eine gesunde Haut und eine natürliche Schönheitspflege verrät Ihnen *Das Ayurveda Gesundheits- und Verwöhnbuch* von Dr. med. Ernst Schrott und Cynthia Nina Bolen.

TIPP TRIPHALA-SÜSSHOLZABKOCHUNG GEGEN UNREINE HAUT

Diese Abkochung

- reduziert Ama und
- führt leicht ab.

Sie können sich damit wirkungsvoll entschlacken, zum Beispiel im Frühjahr und Herbst während und nach Infektionskrankheiten. Süßholz und Triphala sind überdies gute Heilmittel bei Hautkrankheiten wie Ekzemen.

So wird's gemacht:
Kochen Sie drei Triphala-Tabletten und zwei Teelöffel Süßholz-Wurzelpulver in vier Tassen Wasser auf ein Viertel der Menge herunter und trinken Sie diese Zubereitung täglich vor dem Schlafengehen.

Hinweis: Da diese Abkochung wegen Triphala mild abführt, nur über eine begrenzte Zeit, maximal zwei bis drei Wochen, anwenden.

HAUTPILZ

Pilzerkrankungen der Haut, vor allem an den Füßen oder in der Leistengegend, können trotz Anwendung moderner Pilzsalben hartnäckig sein und die Geduld von Patient und Arzt herausfordern. Aus ayurvedischer Sicht verbreitet sich ein Pilz auf der Haut aber nur dann, wenn die lokale und allgemeine Abwehrkraft geschwächt ist, und wenn ihm der Organismus eine Wachstumsgrundlage, nämlich Ama, bietet. Ama, das den Nährboden für Pilzerkrankungen schafft, entsteht durch unvollständige Verdauung von Nahrung, aber auch durch psychischen und körperlichen Stress und lokal auf der Haut auch durch mangelnde Hygiene. Besonders an Körperstellen mit vermehrter Schweißbildung und dort, wo Haut an Haut anliegt (Achselhöhle, Brust und Rücken, Füße, Zehenzwischenräume, Leistengegend), kommt es bevorzugt zur Ansiedlung der Pilzsporen, die zum Beispiel aus Schwimmbädern oder vom Partner übertragen werden können.

Um eine dauerhafte Heilung von Haut- und Nagelpilz zu erreichen, ist es meist auch notwendig, das Verdauungssystem (Agni) mitzubehandeln und Ama aus dem Körper zu beseitigen.

- **Beachten Sie die allgemeinen ayurvedischen Essensregeln** (siehe Seite 25–29).
- **Reinigen Sie den Organismus mit heißem Wasser** (siehe Tipp Seite 30–33) und **Ingwertee** (siehe Tipp Seite 97).
- **Nehmen Sie regelmäßig Triphala** (siehe Seite 105–108). Es verbessert den Stoffwechsel, stärkt das Immunsystem und wirkt, innerlich genommen, auch gegen Haut- und Nagelpilze.
- **Führen Sie regelmäßig ein Abhyanga mit Sesamöl oder dem Typ entsprechend auch mit Vata-, Pitta- oder Kapha-Massageöl durch.** Es schützt die Haut vor Pilzen und trägt zur schnelleren Abheilung bei.

TIPP WEIHRAUCHÖL DESINFIZIERT

Das aromatische Öl aus dem Harz des Weihrauchbaumes desinfiziert die Haut, verbessert ihren Oberflächenschutz und kann auch bei Hautpilz helfen.

So wird's gemacht:
Einige Tropfen Olibanumöl zweimal täglich in die betroffenen Hautstellen einreiben.

TIPP FRISCHER BASILIKUMSAFT

Auch Basilikumsaft eignet sich als Naturheilmittel gegen Hautpilzerkrankungen.

So wird's gemacht:
Frische Basilikumblätter aus dem eigenen Garten oder vom Gärtner zerreiben oder auspressen. Den Presssaft zweimal täglich in die betroffenen Hautstellen einreiben und eintrocknen lassen.

TIPP FUSSBAD IN TRIPHALA

Die drei Myrobalanenfrüchte heilen und stärken die Haut auch bei äußerer Anwendung und sind ein wirksames Mittel gegen Hautpilze.

So wird's gemacht:
Fünf zerriebene Triphala-Tabletten oder einen Esslöffel fertiges Triphala-Pulver in einer Schüssel heißes Wasser auflösen. Darin die Füße täglich 20 Minuten baden.

HEISERKEIT UND SCHWACHE STIMME

Bei heiserer Stimme nach Überanstrengung der Stimmbänder, zum Beispiel bei Sängern, Lehrern, Fußballfans und allen, die aus sonstigen Gründen laut und lange sprechen oder singen müssen, helfen die folgenden Rezepte:

- **Einfach, aber wirksam: Kauen Sie Süßholzwurzelstückchen, bis die Stimme »geölter«, weicher und kräftiger wird.** Auch eine Abkochung aus Süßholz (siehe Tipp Seite 104) stärkt die Stimmbänder und regeneriert eine überanstrengte Stimme.
- **Auch Vata-Tee beugt vor und kräftigt die Stimme.** Vata-Tee enthält ebenfalls Süßholz und wirkt durch die übrigen Gewürzbeimischungen beruhigend auf die Stimmbänder. Ein oder zwei Tassen, vor allem auch vorbeugend, schon während eines Seminars, das Sie zu halten haben, oder vor und in den Pausen eines Konzerts, stimmen Sie gelassen und schützen die Stimmbänder.

TIPP DIE KRAFT DES LÖWEN NUTZEN

Eine Yogastellung stellt die gesunde Funktion überbeanspruchter Stimmbänder schnell wieder her. Dieses Asana heißt »Löwenstellung« und ist auch für alle, die nicht regelmäßig Yoga üben, sofort zu beherrschen. Es ist eine ideale Yogaübung für alle, die ihre Stimmbänder stark belasten müssen, zum Beispiel Lehrer, Redner, Politiker, Sänger.

So wird's gemacht:
Sie setzen sich aufrecht in einen festen Stuhl, stemmen die Hände mit nach außen gespreizten Fingern (vor den Knien) auf die Oberschenkel und strecken dabei, soweit es geht, die Zunge heraus. Dabei atmen Sie gründlich aus und öffnen weit Ihre Augen. Wiederholen Sie diesen Vorgang mehrmals. Die Löwenstellung kräftigt auch die Schlundmuskulatur und ist daher gegen Schnarchen hilfreich.

HERPES UND APHTHEN

Aphthen sind ähnlich wie Herpes simplex Folgeerscheinungen einer Virusinfektion. Besonders Kinder erkranken häufig an der so genannten Mundfäule, einer Aphthenerkrankung der Mundschleimhaut mit Beteiligung von Pitta und Ama, also Verdauungstoxinen, die das Immunsystem schwächen und den Nährboden schaffen für krank machende Keime. Sie dauert etwa ein bis zwei Wochen und verläuft mit Begleiterscheinungen wie Fieber, Abgeschlagenheit und häufig auch Appetitlosigkeit. Da es sich bei beiden Erkrankungen um Symptome einer Infektion mit dem Herpesvirus handelt, die bei einem geschwächten Immunsystem in Erscheinung treten, ist es wichtig, langfristig auch die Immunabwehr zu stärken, zum Beispiel mit Rasayanas.

- **Achten Sie auf eine gesunde Lebens- und Ernährungsweise,** die Ihrem Typ und den Jahreszeiten entspricht (siehe Tipps Seite 72–79, und befolgen Sie die allgemeinen Essensregeln (siehe Seite 25–29).
- **Besonders empfehlenswert zur Vorbeugung von Herpes simplex und Aphthen ist auch Amrit Kalash** (siehe Tipp Seite 43f.).
- **Das ayurvedische Rasayana Ayurimmun** unterstützt die Immunabwehr spezifisch gegen Virusinfekte. Vorbeugend kann man über einen längeren Zeitraum zweimal täglich eine Kräutertablette einnehmen.
- **Warme Milch stillt den Hunger und reizt nicht die Schleimhaut.** Oft ist das einzige Nahrungsmittel, das die kleinen Patienten gern zu sich nehmen, lauwarme Milch, mit der sich die schwierigste Zeit überbrücken lässt.
- **Wirksam gegen die Entzündungen ist auch Fencheltee.** Trinken Sie mehrmals täglich eine Tasse des nicht zu heißen Tees (Zubereitung siehe Tipp Seite 87).

TIPP ROSENÖL UND KAMILLENTEE

Naturreines Rosenöl
- kühlt Pitta und
- beruhigt den Schmerz bei Lippenherpes und den Aphthen der Mundschleimhaut.

Alternativ bietet sich Weihrauchöl an, das Sie ganz ähnlich anwenden können.

So wird's gemacht:
Tupfen Sie die Herpesbläschen und die Aphthen vorsichtig mit einem in Rosenöl getauchten Wattebausch ab oder spülen Sie den Mund mit warmem Kamillentee, in den Sie einige Tropfen Rosenöl gegeben haben. Statt Kamillentee können Sie auch Fencheltee verwenden, der für sich schon angenehm kühlt und beruhigt und die Wirkung von Rosenöl ergänzt.

TIPP ZITRONENSAFT MIT GLYCERIN

Eine andere Möglichkeit zur örtlichen Behandlung von Herpes ist eine Einreibung mit frischem Zitronensaft. Dieses Rezept
- hilft meist rasch gegen die Entzündung und den Schmerz und
- lässt die Bläschen schnell abheilen.

So wird's gemacht:
Zwei Tropfen Glycerin (aus der Apotheke) und zwei Tropfen frischen Zitronensaft mischen und mehrmals täglich auftragen.

TIPP SÜSSHOLZTINKTUR

Myrrhe, Sonnenhut und Süßholz

- stärken, örtlich angewendet, die lokale Abwehrkraft,
- verringern Schwellung und Schmerz und
- beschleunigen die Abheilung von Entzündungen.

Mit einer Tinktur aus den drei Heilpflanzen können Sie Herpesbläschen und Aphthen der Mundschleimhaut rasch zum Abheilen bringen.

So wird's gemacht:
Lassen Sie von Ihrem Apotheker Tinkturen von Myrrhe, Sonnenhut und Süßholz zu gleichen Teilen mischen. Bei Herpes tragen Sie einige Tropfen dieser Lösung mehrmals täglich auf die entzündeten Stellen auf. Bei Aphthen spülen Sie die Mundhöhle mit etwas warmem Kamillentee, dem Sie zehn Tropfen der Tinktur zugefügt haben.

NERVÖSE HERZBESCHWERDEN

Nervöse Herzbeschwerden wie Herzrasen, Herzrhythmusstörungen oder Herzklopfen treten vorwiegend in Ruhephasen, etwa am Wochenende oder im Urlaub auf. Die subjektiven Empfindungen sind sehr vielfältig, angefangen von einem leichten Stechen und Druckgefühl in der Brust, über Angstzustände und Herzstolpern bis hin zu anfallartigem Herzrasen oder -klopfen. Die Beschwerden sind in der Regel zwar harmlos, aber für den Betroffenen nicht minder unangenehm und subjektiv bedrohlich.

Falls keine organischen Ursachen für Herzbeschwerden zu Grunde liegen, helfen die folgenden Tipps oft schon nach kurzer Zeit und bei regelmäßiger Anwendung auch anhaltend:

- **Gandharva-Veda-Musik hören** (siehe Tipp Seite 67–69). Die vedische Musik ist eine der besten Heilmethoden bei nervösen, funktionellen Herzbeschwerden. Die zarten, ausgleichenden und harmonisierenden Melodien fließen unmittelbar zum Herzen und führen in wenigen Minuten zu einer angenehmen körperlichen und geistigen Entspannung. Auch Kummer, Gedankenunruhe und Anspannung bei Stress und Überlastung lösen sich. Die besonderen Klänge und Melodien dieser Musik erzeugen auf diese Weise emotionale Stabilität, Zuversicht, Geborgenheit und Frieden. Hören Sie bei Beschwerden oder vorbeugend abends vor dem Schlafengehen oder gleich morgens vor dem Aufstehen einige Minuten Gandharva-Musik.
- **Pranayama stärkt die Nerven und beruhigt das Herz** (siehe Tipp Seite 64 f.). Auch die sanfte Atemtechnik gehört hier zu den wirkungsvollsten Anwendungen. Nehmen Sie sich für Pranayama regelmäßig Zeit, am besten zweimal täglich, morgens und abends fünf Minuten. Bei akuten Be-

schwerden können Sie das sanfte Atmen auch unmittelbar einsetzen.

- **Vatabalancieren.** Die nervösen Herzbeschwerden gehören zu den typischen Vata-Störungen. Vor allem das Funktionsprinzip *Vyana-Vata*, ein Subdosha von Vata, ist hier gestört. Vyana regelt unter anderem den Herzrhythmus und den Blutdruck. Alles, was zu sehr angeregtes Vata normalisiert, ist hier also angezeigt (siehe Seite 16f.). Oft besänftigt schon eine Tasse Vata-Tee zur Vormittags- beziehungsweise Nachmittagspause oder sorgt abends für ausreichende Entspannung und Beruhigung der Herznerven. Auch Vata-Aromaöl schafft eine gelöste Atmosphäre und beruhigt die Sinne. Gönnen Sie sich auch öfters ein Entspannungsbad mit Lavendel und anderen beruhigenden Blütenessenzen.
- **Nahrung für das Herz.** Das Herz als Organ und die Herznerven werden durch eine gesunde Ernährung gestärkt und geschützt. Vor allem sind es alle Nahrungsmittel mit Eigenschaften, die der Ayurveda als *sattva* bezeichnet. *Sattvisch* bedeutet rein, natürlich, lebensstärkend, auch spirituell förderlich. Dazu gehören vor allem frisches Gemüse und Blattsalate, Getreideprodukte, Nüsse, süße, reife Früchte und die drei natürlich vorkommenden Rasayanas Milch, Honig und Ghee. Dies sind alles Nahrungsmittel, die besonders reich an herzschützenden Mineralstoffen wie Magnesium, Calcium und Kalium sind. Magnesiummangel (siehe nächster Punkt) ist nicht nur eine häufige Begleiterscheinung von nervösen Herzbeschwerden und Herzrhythmusstörungen. In ausreichender Menge wirkt Magnesium als wichtiger Schutzfaktor auch bei Herzinfarkt.
- **Magnesium beruhigt das Herz.** Nervösen Herzbeschwerden, auch einfachen Herzrhythmusstörungen, liegt häufig ein Mangel an Magnesium zu Grunde, der nicht im

Blutbild erkannt werden kann. Der Magnesiumspiegel im Blut wird vom Körper lange Zeit noch konstant gehalten, während das Magnesium in den Körpergeweben und Zellen schon längst abgesunken ist. Ihr Arzt kann Ihnen ein entsprechendes Präparat rezeptieren.

- **Ojas bewahren und stärken.** Aus ayurvedischer Sicht sind Herzprobleme auch und vor allem Ausdruck eines Mangels an Ojas, der feinstofflichen Glückssubstanz, die für seelisches Wohlbefinden und das harmonische Zusammenwirken von Geist und Körper verantwortlich ist (siehe Seite 12). Ojas wird durch nervenaufreibende Tätigkeiten verbraucht, auch Alkohol und Nikotin wirken der Bildung dieser feinstofflichen Energie entgegen, für die es in der modernen Medizin keinen adäquaten Ausdruck gibt. Eine entspannte und spirituell orientierte Geisteshaltung und Lebensführung fördern Ojas.
- **Amrit Kalash schützt vor Stress und stärkt die Nerven.** Amrit Kalash besitzt nicht nur die Fähigkeit, freie Sauerstoffradikale zu binden und damit wirkungslos zu machen und so Stresskrankheiten vorzubeugen. Es schenkt neue Energien, besonders in Belastungszeiten, und beugt nachweislich Herz-Kreislauf-Erkrankungen vor (siehe Tipp Seite 43f.).
- **Wirbelsäule überprüfen lassen.** Beschwerden, die scheinbar vom Herzen ausgehen, können auch durch Muskelverspannungen und Wirbelblockaden verursacht sein, besonders wenn sie atem- oder bewegungsabhängig sind. Lassen Sie sich gegebenenfalls von einem Arzt untersuchen und diese Störungen behandeln. Sie können die Beschwerden durch ayurvedisches Minzöl, lokal aufgetragen, oder auch durch ayurvedisches Nervenöl, entlang dem Rücken und der Brustwirbelsäule einmassiert, lindern. Danach legen Sie ein feucht-heißes Tuch auf, trocknen sich ab und ruhen sich aus.

- **Mit einem erholsamen Morgenspaziergang Prana tanken.** Die besondere Energie, die sowohl das Zentralnervensystem als auch unser Denken nährt, gleichzeitig aber die Nervenenergie des Herzens liefert, ist *Prana.* Es ist reine Nerven- und Lebensenergie, die vor allem das Herz und die Atemorgane nährt und stärkt. Wenn Prana fehlt, dann hat man sprichwörtlich »schwache Nerven«. Durch Pranayama (siehe oben) und durch einen ausgedehnten Spaziergang am frühen Morgen, nimmt man Prana aus der Natur auf, das um diese Zeit besonders intensiv gebildet wird. Ein Morgenspaziergang lädt die »Akkus« auf, stärkt das Denken, beruhigt und kräftigt Nervensystem, Herz und Atemorgane.
- **Herzenskummer lösen.** Ein gutes Gespräch mit einem Freund oder einer Freundin, mit Ihrem Arzt oder einer anderen Vertrauensperson kann oft Wunder wirken, wenn Sie »etwas auf dem Herzen haben« und Kummer Ihr Herz bedrückt.

Hinweis: Sollten die genannten Beschwerden bei Ihnen immer wieder auftreten, konsultieren Sie bitte einen Facharzt, denn scheinbar nervösen Herzbeschwerden können auch – meist harmlose – organische Ursachen wie eine bestimmte Herzklappenveränderung, der Mitralklappenprolaps, zu Grunde liegen.

TIPP ROSINENWASSER

Das Wasser eingeweichter Rosinen ist süße Nahrung fürs Herz. Es ist besonders gut für *Sadhaka*, eines der fünf Subdoshas von Pitta, das vor allem die emotionale Seite des Herzens kennzeichnet. Wenn das Herz sticht, weil man Ärger oder Kummer hatte, oder wenn durch Stress und schlaflose Nächte die Herznerven in Mitleidenschaft gezogen sind, dann ist Rosinenwasser ein einfaches und wirksames Stärkungsmittel.
Rosinenwasser

- versorgt das Herz mit einem kühlenden, nährenden Strom von süßer Nahrungsenergie,
- stillt das Verlangen nach Süßem in Phasen von Kummer und Stress,
- beruhigt nervöse Herzbeschwerden und
- führt unter anderem Eisen zu.

So wird's gemacht:
Eine Handvoll guter ungeschwefelter Rosinen unter klarem Wasser reinigen und in einem Glas klarem Wasser über Nacht stehen lassen. Am nächsten Morgen das Rosinenwasser trinken. Die Rosinen selbst können Sie zum Beispiel für ein Müsli verwenden.

TIPP GALGANTTEE ODER -HONIG

Galgant ist eine traditionelle ayurvedische Heilpflanze, die hierzulande durch die wieder entdeckte Medizin der Hildegard von Bingen vor allem als Herztonikum bekannt wurde. Wegen seiner ingwerähnlichen Eigenschaften wird der Galgant auch als »europäischer Ingwer« bezeichnet. Die heilkräftigen Wurzeln und Früchte enthalten unter anderem ätherische Öle, Kampfer, Bioflavonoide und Scharfstoffe. Galgant wirkt

- verdauungsstärkend und entblähend,
- herzstärkend,
- krampflösend und
- allgemein kräftigend bei Erschöpfungszuständen.

Bei nervösen Herzbeschwerden und Angina pectoris ist der Galgant ein wertvolles und bewährtes Heilmittel.

So wird's gemacht:
Eine Messerspitze Galgant in einer Tasse heißem Wasser auflösen, schluckweise austrinken. Bei akuten Beschwerden nehmen Sie einen Teelöffel Galganthonig ein: drei Teelöffel Bienenhonig und einen Teelöffel Galgantpulver verrühren.

INSEKTENSTICHE

Bei Insektenstichen helfen einfache ayurvedische Hausmittel oft besser als die üblichen allopathischen Gels. Insekten wehren Sie wirksam durch Aromatisieren und Räuchern der Wohn- oder Schlafräume ab. Dafür eignen sich zum Beispiel Sandelholzräucherstäbchen, Weihrauchdämpfe oder andere Aromaöle. Innerlich genommen schützt Vitamin B vor den Stichen der Insekten, die offenbar den dadurch veränderten Körpergeruch nicht mögen.

Bei ungewöhnlichen Schwellungen oder Symptomen sollten Sie Folgendes beachten:

- Bei starker Schwellung sofort kühle Umschläge auflegen.
- Bei Hinweisen auf eine Insektengiftallergie (Schleimhautschwellungen, Atemnot, sich ausbreitende Schwellung) sofort den Arzt rufen.
- Entwickelt sich um die Stichstelle im Laufe des Tages oder an den folgenden Tagen ein sich ausdehnender roter Hof, dann könnte eine Infektion mit Borrelien vorliegen, die nicht nur durch Zecken, sondern gelegentlich auch durch andere Insekten übertragen wird. Einen Arzt aufsuchen!

TIPP ZWIEBEL BEI BIENEN- ODER WESPENSTICH AUFLEGEN

Die Zwiebel enthält wertvolle entzündungshemmende und abschwellende Heilstoffe, die lokal vor allem bei einem Bienen- oder Wespenstich gute Dienste leisten.

So wird's gemacht:
Sofort nach dem Stich direkt auf die Stichstelle eine halbierte Zwiebel auflegen und so lange lassen, bis Schmerz und Schwellung wesentlich zurückgegangen sind.

TIPP SANDELHOLZPASTE

Sehr angenehm kühlend und schmerzstillend ist Sandelholzpaste.

So wird's gemacht:
Sandelholzpulver aus der Apotheke mit etwas Wasser zu einem Brei verrühren und auf und um die Bissstelle auftragen.

TIPP LAVENDEL LINDERT UND SCHÜTZT

Die ätherischen Öle, wie Weihrauchöl oder das ayurvedische Minzöl, lindern nicht nur Schwellung, Schmerz und Entzündung, sie halten auch, wie erwähnt, die Insekten fern. Besonders angenehm im Geruch und gleichermaßen wirksam ist Lavendel.

So wird's gemacht:
Frische Blätter, reinen Presssaft oder ätherisches Öl mehrmals täglich auf und um die Stichwunde herum auftragen.

KONZENTRATIONS- UND GEDÄCHTNISSTÖRUNGEN

Gutes Gedächtnis, Kreativität und Konzentrationsfähigkeit sind Merkmale eines frischen und ausgeruhten Nervensystems. Um sich erinnern zu können, muss unser Gehirn alle Lebenserfahrungen, Sinneseindrücke und Alltagsinformationen verarbeiten, integrieren und dann in der entsprechenden »Schublade« ablegen. Für ein gutes Gedächtnis muss man also zuallererst auch *vergessen* können. Beachten Sie Folgendes:

- **Ruhe, Schlaf, Regeneration, körperlicher und geistiger Ausgleich fördern die geistige Verarbeitung.** Gönnen Sie sich öfters Erholung und Urlaub.
- **Transzendentale Meditation verbessert Gedächtnis, Konzentration, schulische Leistungen und Intelligenz** (siehe Tipp Seite 62 f.).
- **Yoga-Asanas wirken positiv auf die Geist-Körper-Koordination.** Schon wenige Übungsminuten (ein- oder zweimal täglich) machen sich spürbar positiv bemerkbar (siehe Tipp Seite 66).
- **Gandharva-Musik verbessert Gedächtnis, Konzentration und emotionale Intelligenz.** Hören Sie täglich entspannt und mit geschlossenen Augen einige Minuten Maharishi-Gandharva-Veda-Musik. Das entspannt nicht nur, Sie regenerieren mit den sanften vedischen Klängen Ihre mentalen Energien, erhöhen die Integration der Gehirnfunktionen und werden geistig und körperlich frischer und klarer (siehe Tipp Seite 67–69).
- **Kalmus-Wurzel stützt das Gedächtnis.** Nehmen Sie eine Messerspitze Kalmus-Wurzelpulver in einem halben Teelöffel Honig morgens und abends ein. Die Kalmus-Wurzel ist ein Verdauungs- und Nerventonikum.

- **Hibiskusblütentee stärkt ebenfalls die Konzentrationsfähigkeit** (Zubereitung siehe Tipp Seite 95, eine bis drei Tassen pro Tag trinken).

TIPP RASAYANAS STÄRKEN MENTALE LEISTUNGEN

Die ayurvedischen Nahrungsergänzungsmittel unterstützen allgemein die Funktionen von Körper und Geist. Das *Senioren-Rasayana* fördert nach den Überlieferungen insbesondere die geistige Leistungsfähigkeit. Es enthält unter anderem die berühmte Heilpflanze *Brahmi*, das indische Wassernabelkraut. Es gilt als eines der besten Rasayanas für das Gehirn und wird gegen nervöse Störungen, Konzentrationsschwäche, Stressfolgen und geistige Anspannung verwendet.

Das Senioren-Rasayana verbessert

- Gedächtnis und Konzentration,
- mentale Energie, Kreativität, Wahrnehmung und Aufmerksamkeit,
- Selbstvertrauen, positives Denken und innere Zufriedenheit und
- besänftigt rheumatische Beschwerden des älteren Menschen.

So wird's gemacht:
Zwei Kräutertabletten zweimal täglich mit warmer Milch oder warmem Wasser eine halbe Stunde vor dem Frühstück und Abendessen einnehmen.

KOPFSCHMERZEN

Schmerzen sind ein Warnsignal des Körpers, das immer beachtet werden sollte. Es gilt dabei vor allem, die Ursachen zu finden und zu behandeln. Zahlreiche Möglichkeiten kommen dabei in Frage:

- Nackenverspannung, Blockierung von Halswirbeln,
- akute und chronische Nasennebenhöhlenentzündungen (siehe Tipps Seite 155 f.),
- Augenerkrankungen: Sehschwäche, Grüner Star, Entzündungen der Sehnerven usw. (siehe Seite 132 – 141),
- hoher Blutdruck,
- Anämie, Eisenmangel,
- Gehirnerkrankungen, Hirntumore,
- Stressfolgen, Überarbeitung, Schlaflosigkeit (siehe Seite 237 – 241),
- Folgen von Schädeltraumen und Gehirnerschütterung,
- übermäßige Hitze- oder Kälteexposition,
- chronische Magen-Darm-Störungen mit Fehlverdauung und Stuhlverstopfung (siehe Seite 221 – 223),
- Nahrungsmittelunverträglichkeiten und Nahrungsmittelallergien (siehe Seite 209 – 213),
- Zahnkrankheiten,
- Autoimmunkrankheiten, Entzündung der Schläfenarterie
- und vieles mehr.

Entsprechend gibt es verschiedene Kopfschmerzformen, deren Ursachen schulmedizinisch zum Teil bekannt, zum Teil aber noch relativ unerforscht sind. Die echte Migräne verursacht oft Lichtempfindlichkeit, Übelkeit und Brechreiz und geht in der Regel von einer Kopfseite aus. Der Spannungskopfschmerz beginnt meist im Nacken und strahlt nach vorne in die Stirn aus, verursacht durch geistige oder psychische Überanstrengung und Überforderung.

Spannungskopfschmerzen

Kopfschmerzen, vor allem, wenn sie durch geistige Überanstrengung oder durch Verspannung der Nackenmuskulatur auftreten, können Sie durch ayurvedische Anwendungen wirksam lindern:

- **Eine sanfte Nackenmassage mit warmem Sesamöl** und nachfolgender feuchtwarmer Kompresse (siehe Tipp Seite 56 f.) verringert sofort die Muskelspannung im Nacken und hilft vor allem bei Spannungskopfschmerzen.
- **Noch wirksamer ist eine Massage mit dem ayurvedischen Gelenk- und Muskelöl** (1:4 mit Sesamöl verdünnt).
- **Gandharva-Musik entspannt** und kann Spannungskopfschmerzen lösen oder verhindern, vor allem wenn Sie schon bei den ersten Anzeichen die Musik einsetzen. Sitzen Sie dabei bequem und entspannen Sie sich, lockern Sie Ihre Nackenmuskulatur und lassen Sie Ihren Gedanken freien Lauf (siehe Tipp Seite 67–69).
- **Vata-Tee harmonisiert und beruhigt die Gedanken.**
- **Ein warmes Fußbad leitet ab und wirkt oft prompt.**
- **Je ein Tropfen Ghee oder Mandelöl in beide Nasenöffnungen eingerieben beruhigt das Nervensystem.** Der Reflexbogen aus nervlicher Anspannung und Kopf- oder Nackenschmerzen wird dadurch unterbrochen.
- **Heißes Wasser,** vorschriftsmäßig zubereitet und schluckweise in ganz kurzen Abständen getrunken, wirkt ebenfalls schmerzstillend und entspannt die Muskeln (siehe Tipp Seite 30–33).

Kopfschmerzen durch Entzündung der Nasennebenhöhlen

Als Ergänzung der ärztlich verordneten Maßnahmen können Sie bei einer akuten Entzündung und Schmerzhaftigkeit der Nasennebenhöhlen die Beschwerden durch ayurvedische Hausmittel wirksam lindern.

TIPP INGWERBREI AUFLEGEN

Ingwer wirkt innerlich und bei örtlicher Anwendung erwärmend und durchblutungsfördernd. Wenn Sie das Bedürfnis nach Wärme auf den Nebenhöhlen haben, dann hilft ein Brei aus der Ingwerwurzel.

So wird's gemacht:
Ein etwa fünf Zentimeter großes Stück Ingwerwurzel mit einer Karottenreibe schaben und den so gewonnenen Brei auf die schmerzhafte Stelle auflegen. Dort belassen, solange es angenehm für Sie ist. Unter Umständen mehrmals täglich wiederholen.

Hinweis: Diese Anwendung ist nicht geeignet, wenn Sie lokale Wärme ablehnen, oft auch nicht, wenn die Entzündung der Nebenhöhlen einen pochenden Schmerz verursacht.

Schläfenkopfschmerzen

Schläfenkopfschmerzen, vor allem wenn die Schmerzen pochend sind und vielleicht sogar ein hochroter Kopf dabei auffällt, sind Ausdruck einer Störung von Pitta in Verbindung mit Ama. Vata ist bei jeder Art von Schmerz grundsätzlich und immer beteiligt. Folgendes gilt es zu beachten:

- **Pitta-Tee trinken, Pitta-Aromaöl verströmen lassen oder daran öfters riechen.**
- **Zu scharfes, saures und salziges Essen meiden.**
- **Die allgemeinen ayurvedischen Essensregeln beachten** (siehe Seite 25–29).
- **Die Pitta ausgleichenden Maßnahmen befolgen** (siehe Seite 19 f.).

TIPP SANDELHOLZPASTE KÜHLT UND LINDERT DIE SCHMERZEN

Sandelholz wirkt effektiv gegen übermäßiges Pitta, innerlich und äußerlich angewendet.

So wird's gemacht:
Sandelholzpulver aus der Apotheke mit etwas Wasser oder Ghee zu einem Brei verrühren und als Paste über den Schläfen auftragen. Solange es angenehm ist, belassen. Auch das Auftragen von Sandelholzöl hat eine schmerzlindernde Wirkung.

TIPP KORIANDER UND KÜMMEL KÜHLEN UND BERUHIGEN

Kümmel beruhigt Vata, Koriander Pitta. Ein Tee aus den beiden Gewürzen erweist sich als bewährtes Hausmittel bei Schläfenkopfschmerzen.

So wird's gemacht:
Je einen halben Teelöffel Kümmel- und Korianderfrüchte auf eine Tasse Wasser geben, heiß überbrühen, zehn Minuten lang ziehen lassen. Schluckweise und in Ruhe trinken.

Migräne

Die Migräne erfordert meist eine umfassende ayurvedische Behandlung, bei der psychische Aspekte, das Verdauungssystem, Wirbelblockaden und soziale Faktoren berücksichtigt werden müssen. Nur dann lässt sich auch dieses für den Betroffenen sehr belastende Krankheitsbild heilen oder wesentlich bessern. Grundsätzlich gilt:

- **Beachten Sie die allgemeinen ayurvedischen Ernährungs- und Lebensregeln** (siehe Seite 25–29).
- **Vermeiden Sie strikt auslösende Nahrungsmittel (zum Beispiel Schokolade).**
- **Transzendentale Meditation ist eine der erfolgreichsten Entspannungsmethoden bei Migräne** (siehe Tipp Seite 62 f.).
- **Panchakarma kann eine entscheidende Verbesserung herbeiführen.**

TIPP ANU TAILA ANWENDEN

Anu Taila, eine berühmte ayurvedische Kräuterölmischung zum Einbringen in die Nase, gilt als Mittel der Wahl zur lokalen Behandlung der Migräne und anderer Kopfschmerzarten über die Nasenschleimhäute. Dort sitzen Reflexzonen für das Verdauungs- und Nervensystem, die durch das Öl aktiviert werden. Dadurch wird auch die Entgiftung des Körpers und die Reinigung der Nebenhöhlen angeregt. In der Wirkung und Anwendungsart entspricht dem Anu Taila das ayurvedische Nasyaöl (siehe Tipp Seite 156).

So wird's gemacht:
Vorbeugend täglich mehrmals einen bis zwei Tropfen des Öls aus der Handfläche mit dem kleinen Finger aufnehmen und in den Nasenvorhof auf beiden Seiten einreiben und kräftig hochziehen. Bei den ersten Anzeichen einer Migräne sofort anwenden, wenn möglich zusammen mit einem warmen Fußbad und den ruhigen Klängen von Gandharva-Musik.

KREISLAUFSCHWÄCHE

Bei akuter Kreislaufschwäche sich zunächst hinlegen, die Beine hochlagern und kreislaufstärkende Tropfen einnehmen. Ayurvedisches Minzöl kann ebenfalls sofort wirksam sein.

TIPP AYURVEDISCHES MINZÖL GEGEN KREISLAUFSCHWÄCHE

Ayurvedisches Minzöl stärkt wirksam den Kreislauf bei akutem Blutdruckabfall und wirkt belebend bei Erschöpfung und Übermüdung. Sie können verschiedene Anwendungen wählen oder auch kombinieren.

So wird's gemacht:
Geben Sie zwei bis fünf Tropfen des Öls auf eine Tasse heißes Wasser oder einen Kräutertee und trinken Sie dies schluckweise bis zur Besserung.
Massieren Sie etwas ayurvedisches Minzöl sanft auf Ihre Schläfen.

Träufeln Sie etwas Minzöl auf ein Tuch und atmen Sie zur Erfrischung und Belebung die Dämpfe ein.

Geben Sie etwas Minzöl auf ein mit Wasser befeuchtetes und ausgewrungenes Tuch und legen Sie es als Nackenkompresse auf.

MAGEN-DARM-BESCHWERDEN

Verdauung ist ein komplizierter Prozess, an dem unzählige Mechanismen in den Zellen, Organen und Geweben beteiligt sind. Verdauung beschränkt sich also nicht auf den »Stuhlgang«. Die Ausscheidung von nicht mehr verwertbaren Bestandteilen der aufgenommenen Nahrung ist nur der Abschluss eines komplexen Vorgangs, wenngleich für Wohlbefinden und Gesundheit durchaus von großer Bedeutung.

Wenn man sich heute über gesunde Ernährung informiert, dann liegt die Betonung fast ausschließlich auf der richtigen Auswahl und guten Qualität der Nahrungsmittel. Das ist sicher wichtig, aber nur die eine Seite der Medaille. Die beste Nahrung und das vitaminreichste Essen können dem Körper Schaden zufügen, wenn wir es nicht vollständig verdauen und verwerten. Deshalb legt der Maharishi Ayurveda so viel Gewicht auf *Agni*, das Verdauungsfeuer. Ist es geschwächt, kann sich das in typischen Symptomen äußern: Blähungen, Völlegefühl, Aufstoßen, Sodbrennen, Übelkeit nach oder vor dem Essen, belegte Zunge, Müdigkeit nach dem Essen, Stuhlverstopfung oder Durchfall. Vorausgesetzt es handelt sich nicht um eine ernsthafte organische Erkrankung, können Sie mit den einfachen Regeln und Tipps der ayurvedischen Medizin oft rasch Abhilfe schaffen.

Ayurveda befasst sich sehr systematisch mit verschiedenen Faktoren, die auf den Verdauungsprozess Einfluss nehmen. Hier eine kurze Übersicht der wichtigsten Punkte:

Agni, das Verdauungsfeuer: Es ist das wichtigste Prinzip, denn selbst die beste und gesündeste Nahrung kann wie Gift im Körper wirken, wenn sie wegen zu schwacher Verdauungskraft nicht verwertet werden kann. Oder positiv ausgedrückt: Menschen mit einem sehr gesunden Agni können es sich leisten, weniger gesunde Nahrung zu sich zu nehmen, da sie selbst diese vollständig verdauen können.

- Stärken Sie Ihr Verdauungsfeuer durch ausgewogenes, regelmäßiges Essen und halten Sie sich an die ayurvedischen Ernährungsregeln (siehe Seite 25 – 29).

Desha, der Ort: Die Eskimos im schneekalten Grönland müssen sich anders ernähren als die Sizilianer, ein Dorfbewohner anders als ein Stadtmensch im Smog von New York.

- Berücksichtigen Sie also bei der Essenswahl auch Ihren Wohnort beziehungsweise Ihren jeweiligen Aufenthaltsort (Urlaub, Geschäftsreisen).

Kala, die Zeit: Im kalten Winter verlangt der Körper schwere, warme, ölige Speisen, im heißen Sommer kühle, leicht verdauliche, bescheidenere Mahlzeiten. Am Morgen möchte man anders essen als zu Mittag oder Abend.

- Die beste Zeit für die Hauptmahlzeit des Tages ist mittags.

Matra, die Menge und die Kombination von Speisen: Ein Apfel ist gesund, zehn Äpfel verursachen Blähungen und Übersäuerung. Ein Apfel zusammen mit Milch hat Verdauungsstörungen zur Folge, Milch passt nicht zu Gemüse usw.

- Essen Sie maßvoll. Im Ayurveda gilt: Was die Hände fassen können, ist im Allgemeinen die richtige Menge.

Satmya, die landesspezifischen oder individuellen Gewohnheiten: Südländer, Mexikaner oder Asiaten sind scharfes Essen gewohnt, Mitteleuropäer bekommen davon unter Umständen Magenschmerzen.

- Richten Sie sich in erster Linie nach der Tradition Ihres Heimatlandes. Eine gewisse Anpassung, also zum Beispiel in einem heißen Urlaubsland schärferes Essen als zu Hause, ist jedoch empfehlenswert.

Doshas, die drei Regulatoren von Geist und Körper: Jedes Nahrungsmittel hat einen Einfluss auf Vata, Pitta oder Kapha und besteht selbst unterschiedlich gewichtet aus den Doshas. Was eine Vata-Person gerne mag oder verträgt, unterscheidet sich natürlicherweise von dem, was einem Pitta- oder Kapha-Typen schmeckt und bekommt. Auch wenn die Doshas gestört sind, entstehen völlig andere Bedürfnisse nach Nahrungsmitteln.

- Orientieren Sie sich in erster Linie an Ihren natürlichen Bedürfnissen und achten Sie auf Wohlbefinden nach dem Essen.

Samskara, die Art der Zubereitung: Ob kalt oder warm, roh oder gekocht, mit Ghee oder trocken zubereitet, ob Sahne oder Milch, Fleisch oder Fisch verwendet wird, macht einen entscheidenden Unterschied. Warmes Essen ist am bekömmlichsten.

- Bereiten Sie Ihre Mahlzeiten mit Liebe und nach den natürlichen Regeln der Kochkunst zu. Mikrowellenkost, Fast Food, ausschließlich Rohkost oder zerkochtes Essen, zu stark oder zu wenig gewürztes Essen ist auf Dauer ungesund.

Virya, das Wirkpotenzial oder die Energie der Nahrung: Nahrungsmittel mit kühlender Wirkung passen nicht zu solchen, die eine erhitzende Wirkung haben.

- Milch passt nicht zu Fisch, Fleisch, Eiern, Gemüse, anderen Milchprodukten sowie sauren und salzigen Speisen.

Kostha, die Darmtätigkeit, der Stuhlgang: Schwacher Stuhlgang behindert die Verdauungskraft, Durchfall lässt den Verdauungsdrüsen zu wenig Zeit zur Aufschlüsselung von Nahrung.

- Achten Sie auf regelmäßigen Stuhlgang (siehe Seite 209–213, 221–223).

Avastha, die gesundheitliche Verfassung: Ein Kranker braucht andere Nahrungsmittel als ein Gesunder.

- Essen Sie nur das, was Sie wirklich vollständig verdauen können, und wonach Sie ein natürliches Verlangen haben.

Krama, die Reihenfolge der Verdauungsvorgänge: Essen ohne Appetit, ohne Stuhl und Blase entleert zu haben, ist ungesund.

- Essen Sie nur, wenn Sie wirklich natürlichen Hunger verspüren (zu unterscheiden von »Gelüsten« und Gewohnheiten!).

Paka und Samyoga, Dauer des Kochens: Zu lange und zu kurz gekochte Speisen oder verbranntes Essen sind ungesund. Auch die spezifische Art des Kochens (Braten, Dämpfen, Dünsten etc.) verändert die Wirkung der Nahrungsmittel und ihre Verdaubarkeit.

- Gemüse zum Beispiel sollte gar gekocht sein, Getreide nicht roh gegessen werden.

Hrtsampat, die Bedeutung des Gaumens: Essen, das nicht gut schmeckt, ist nicht bekömmlich.

- Essen Sie nur appetitanregende, gut duftende, lecker aussehende Speisen.

Sampat, die Qualität der Nahrung: Unreife, überreife und chemisch belastete Lebensmittel sind ungesund.

- Essen Sie nur biologisch angebaute, nicht genmanipulierte, naturbelassene Nahrung.

Vidhi, die Essensregeln: Wie man isst, wo man isst, in welcher Gesellschaft, mit welchen Gedanken, hat einen entscheidenden Einfluss auf die Qualität der Verdauung.

- Achten Sie also auf eine entspannte Atmosphäre beim Essen (siehe Seite 27).

TIPP INGWER-FRUCHTSAFT-COCKTAIL – EIN GESUNDER APERITIF

Dieser exotische pikant-scharfe Aperitif stärkt Ihre Gesundheit und schenkt Wohlbefinden.
Dieser Cocktail eignet sich auch,

- um Blähungen oder Völlegefühl vorzubeugen,
- den Appetit anzuregen oder
- als Darmkur zur Kräftigung des gesamten Verdauungssystems.

So wird's gemacht:

1 EL frischer Ingwersaft
1 TL Honig, alternativ Sharkara (ayurvedischer Zucker), Ahornsirup oder Vollrohrzucker
1 Prise Steinsalz (alternativ: normales Salz, kein Meersalz verwenden)
1 Gläschen Obst- oder Gemüsesaft

Pro Person ein etwa fünf Zentimeter großes, gereinigtes und geschältes Ingwerwurzelstück schaben und den frischen Saft durch Auspressen mit einem Leinentuch oder mit Hilfe einer Knoblauchpresse gewinnen. Ingwersaft, Steinsalz, Honig, Ahornsirup oder Zucker in Obst- oder Gemüsesaft nach Wahl (zum Beispiel Orangen-, Apfel-, Ananas-, Karotten- oder Tomatensaft) einrühren.

Frisch zubereitet täglich vor dem Mittagessen oder auch zusätzlich vor dem Abendessen zu sich nehmen. Sie können den Cocktail auch in kleinen Schlucken während des Essens weitertrinken.

Blähungen

Blähungen sind zwar weit verbreitet, aber nicht normal. Sehr oft sind es ganz nahe liegende Ursachen, die zu Blähungen führen.

- **Natürlich sollten Sie alle blähenden Speisen meiden:** Lauch, Zwiebeln, Kartoffeln, Kraut und Kohl, Hülsenfrüchte, frisches Brot, zu viel Rohkost, zu viel Obst, rohe Körnernahrung.
- **Kauen Sie ausreichend.** Dabei ist es weder nötig noch natürlich, jeden Bissen abzuzählen. Genießen Sie einfach jeden Bissen, damit richten Sie Ihre Aufmerksamkeit ganz automatisch auf den Geschmack der Speisen.
- **Lernen Sie langsam zu essen.** Falls Sie zu den gewohnheitsmäßigen Schnellessern gehören, denen es in der Regel unsäglich schwer fällt, in Ruhe zu essen und ausreichend zu kauen, dann wenden Sie folgenden zuverlässig wirksamen Trick an: Nach jedem Bissen, den Sie zum Mund geführt haben, legen Sie Ihr Besteck aus der Hand! Sie werden ein bemerkenswertes psychologisches Phänomen erleben: Sobald Sie kein »Esswerkzeug« mehr in der Hand halten, verliert sich der Drang, in guter deutscher Manier dem Magen durch »Reinschaufeln« Arbeit zuzuführen.
- **Verzichten Sie auf Zwischenmahlzeiten** (siehe allgemeine Ernährungsregeln, Seite 27 f.).
- **Vermeiden Sie die so genannten Arbeitsessen.** Die geistigen »Vitamine«, die Sie bei so einem Geschäftsessen zu sich nehmen, liegen schwer im Magen. Garniert und gewürzt mit schlechten Geschäftszahlen bilden sie die Grundlage von dem, was im Ayurveda als *Ama* bezeichnet wird: die Summe aller unverdauten und belastenden Stoffe im Körper und der Nährboden für eine Vielzahl von Krankheiten und Beschwerden.

- **Wählen Sie richtig!** Richtige, aber leider auch falsche Ernährungsgewohnheiten sind oft von Jugend an anerzogen. Letztere erfordern daher eine Strategie, um sich ihrer allmählich, aber wirksam zu entledigen. Folgender Trick hilft Ihnen dabei zuverlässig: Riechen Sie an den Speisen, bevor Sie sie essen. Erinnern Sie sich also wieder einer Fähigkeit, die Tiere ganz selbstverständlich und äußerst treffsicher anwenden. Sie werden feststellen: Wenn Sie den Geruch erfasst haben, spüren Sie sofort, ob Ihnen ein Nahrungsmittel bekommen oder Beschwerden verursachen wird.
- **Kombinieren Sie nicht Milch mit anderen Speisen!** Eine häufige Ursache von scheinbar behandlungsresistenten Blähungen ist Milch, wenn sie mit anderen Nahrungsmitteln kombiniert wird: also zum Beispiel die Milch zum Frühstück mit Butterbrot und Honig oder Marmelade, Milch in Joghurt mit Früchten, Milch zum Mittagessen oder hinterher in einer Nachspeise. Man muss wissen: Milch verträgt sich nicht mit Früchten (Fruchtsäure denaturiert das Milchprotein), Sauermilchprodukten (Milchsäure führt zu Gärung im Magen-Darm-Trakt), salzigen Speisen und Fleisch, Wurst, Fisch und Käse (lassen nach ayurvedischer Auffassung in Kombination mit Milch Ama, also Verdauungsgifte, entstehen). Milch harmoniert allerdings gut mit gekochtem Getreide (Hafer-, Reis-, Dinkel-, Grießbrei etc.) und kann mit verdauungsstärkenden Gewürzen wie Kardamom, Ingwer, Kurkuma, Zimt usw. oder auch Honig (nicht über 40 Grad erhitzt!) geschmacklich variiert und bekömmlicher gemacht werden.
- **Trinken Sie heißes Wasser tagsüber** (siehe Tipp Seite 30–33) und auch schluckweise zum Essen. Auch Kräutertees, vor allem eine Mischung aus Fenchel, Kümmel und Anis (Zubereitung siehe Tipp Seite 87) und insbesondere auch Vata-Tee beruhigen den Darm und wirken entblähend.

Vermeiden Sie unbedingt kohlensäurehaltige Getränke, sie verursachen oder verstärken Blähungen. Eine Tasse ganz dünn angesetzter Wermuttee, schluckweise nach dem Essen getrunken, schmeckt zwar sehr bitter, regt aber kräftig die Funktionen von Leber und Galle an und ist vor allem dann hilfreich, wenn Sie sich nach dem Essen erschöpft fühlen und den Eindruck haben, als würde das Essen schwer und träge im Magen liegen. Auch Basilikumtee (Zubereitung siehe Seite 89) löst Magen-Darm-Krämpfe und wirkt gegen seelische Überforderung und Stress, die auch Ursachen der Krämpfe sein können.

- **Verwenden Sie Vata-Churna,** das, ausgewogen zusammengestellt, wirksame Blähungen verhindernde Gewürze enthält (siehe Tipp Seite 39).
- **Verwenden Sie ayurvedisches Minzöl:** Wegen seiner blähungshemmenden Heilpflanzenöle ist das ayurvedische Minzöl (siehe Seite 49) rasch wirksam. Zudem ist es einfach zu handhaben: Nehmen Sie mehrmals täglich zwei bis vier Tropfen auf eine Tasse heißes Wasser ein.
- **Tipp für hartnäckige Fälle:** Trinken Sie vor oder nach dem Essen einige Wochen lang eine Abkochung aus Kreuzkümmel, Ingwerpulver und Kardamom (Zubereitung siehe Tipp Seite 151). Oder Sie bevorzugen einen Aperitif aus frischem Ingwersaft, Steinsalz, Honig und Zitrone (Zubereitung siehe Tipp Seite 202).

TIPP GEWÜRZE FÜR FRISCHEN ATEM UND GEGEN BLÄHUNGEN

Kardamom, Fenchel und Anis sind ausgezeichnete Gewürze zur Unterstützung der Verdauungskräfte. Sie

- verleihen frischen Atem nach dem Essen,
- regen die Verdauungssäfte an,
- wirken Blähungen entgegen,
- entkrampfen den Darm und
- stärken die gesunde Darmflora.

So wird's gemacht:
Bereiten Sie sich eine Mischung aus Kardamom-, Fenchel- und Anis-Samen zu gleichen Teilen und kredenzen Sie diese in einer Schale zum Essen. Kauen Sie diese nach dem Essen. Wenn Sie auswärts essen, nehmen Sie sich eine kleine Dose davon mit.

TIPP ASAFOETIDA-WASSER GEGEN BLÄHUNGSKOLIKEN

Gegen die schmerzhaften Koliken, die Blähungen hervorrufen können, ist das schluckweise Trinken von heißem Asafoetida-Wasser ein ausgezeichnetes Mittel. Es

- stärkt die gesunde Darmflora,
- kräftigt Agni, das Verdauungsfeuer,
- beseitigt Übelkeit und Erbrechen,
- beruhigt Durchfall,
- hilft gegen Wurmerkrankungen,
- vertreibt Blähungen und
- beruhigt blähungsbedingte Darmkoliken.

So wird's gemacht:
Kochen Sie stilles Mineralwasser oder gutes Leitungs- oder Quellwasser etwa zehn Minuten lang ohne Abdeckung. Falls Sie einen Wasserkocher mit Abschaltautomatik besitzen, dann lassen Sie einfach den Deckel geöffnet. Dadurch bleibt der Thermostat inaktiv, und das Wasser kocht so lange wie gewünscht. In eine große Tasse warmes Wasser geben Sie maximal eine Viertelmesserspitze Asafoetida.

Dieses intensiv lauchartig riechende Heilgewürz muss man sehr sparsam dosieren, damit es seine positive Wirkung entfaltet. In größeren Mengen eingenommen, stumpft es Geist und Sinne ab. Trinken Sie bei akuten Beschwerden schluckweise ein bis zwei Tassen davon. Bei chronischen Beschwerden trinken Sie zwei- bis dreimal täglich eine Tasse nach den Mahlzeiten.

TIPP AJOWAN ZUR STÄRKUNG DER VERDAUUNGSKRAFT

Ajowan ist eine Kümmelart, deren Früchte als Gewürz, aber auch medizinisch vielfältige Wirkungen haben. Er schmeckt schärfer und würziger als der bei uns häufig verwendete Feldkümmel oder Fenchel und hat weitergehende Wirkungen als diese. Der Ajowan wird irreführend oft auch als wilder Sellerie bezeichnet, er ist mit dem Sellerie jedoch nicht verwandt. *Yawanika*, so sein Sanskritname, ist – als Tee aufgegossen oder als Gewürz – ein erstklassiges Mittel für den Verdauungstrakt. Ajowanfrüchte

- stärken das Verdauungsfeuer in Magen und Darm,
- lösen Krämpfe, erwärmen den Verdauungstrakt und stimulieren die Verdauungssäfte,
- nehmen Blähungen, Völlegefühl und Übelkeit,
- regulieren die Darmflora,
- enthalten Thymol, ein aromatisches Öl, das als natürliches Antibiotikum und als ein sehr effizientes Wurmmittel wirkt,
- helfen gegen Durchfall und
- wirken belebend und allgemein stärkend.

So wird's gemacht:
Einen Teelöffel der Früchte mit heißem Wasser überbrühen, fünf Minuten ziehen lassen und schluckweise als Gewürztee zum Essen trinken, oder bei Verdauungsbeschwerden je nach Bedarf verwenden. Zur Kräftigung des Verdauungsfeuers täglich zum oder nach dem Mittag- und Abendessen eine Tasse über einen Zeitraum von drei bis vier Wochen, bei Durchfall wegen verdorbenem Essen oder Darminfektionen zwei bis drei Tassen trinken.

Bei Blähungen, Übelkeit oder Völlegefühl oder für reinen Atem nach dem Essen einige der Früchte kauen.

Darmpilz, Darmflora

Mehr als 400 verschiedene Keimarten besiedeln unseren Darm. Sie erfüllen lebenswichtige Aufgaben und tragen ganz entscheidend zu einer gesunden Verdauung bei. Darmbakterien zerlegen Nährstoffe und ermöglichen ihre Aufnahme über die Darmschleimhaut. Sie regen die Darmperistaltik an (durch abgesonderte Säuren und Gase) und stärken die Ausscheidungsfunktionen der Darmschleimhaut, die von einer gesunden Flora zusätzlich selbst ernährt wird. Milchsäurebakterien (Lactobazillen und Bifidobakterien) verstoffwechseln Kohlehydrate aus der Nahrung und bilden dabei Fettsäuren. Diese Fettsäuren versorgen die Epithelzellen der Darmschleimhaut mit Nährstoffen und fördern außerdem ihre Durchblutung. Darmbakterien sind des Weiteren unverzichtbar für die Herstellung von Vitamin K, B_{12} und anderer wichtiger Vitamine.

Aber nicht nur die Verdauungsvorgänge werden gefördert. Die natürliche Darmflora ist ein unverzichtbarer Teil des körpereigenen Immunsystems. Dabei sind die Darmkeime regelrecht Trainingspartner der Abwehrsysteme des Körpers, indem sie kleinmolekulare Eiweißstoffe abgeben und damit das Immunsystem stimulieren. Sie halten es ständig fit und kampfbereit. Grundsätzlich werden durch die Darmflora alle Abwehrfunktionen gestärkt: die Fresszellen (Makrophagen), die unerwünschte Eindringlinge abwehren; die Bildung von Antikörpern und verschiedener Arten von weißen Blutkörperchen zum Schutz vor Bakterien, Viren und Krebszellen; und schließlich sogar Interferon, das eine wichtige Rolle im Verlauf von Entzündungen und beim Immunsystem spielt. Darmkeime bilden nicht zuletzt einen Schutzrasen gegen Fremdkeime, die dadurch abgewehrt werden.

Wodurch wird die Darmflora gestört?
Die natürliche Darmflora lebt von dem, was sie ernährt. Einseitige oder extreme Ernährungsweisen, vor allem ausschließlich Rohkost, übertriebener Verzehr von Süßwaren und Schokolade, Gärung und Fäulnis erzeugende Nahrungsmittel oder sehr unregelmäßiges Essen, aber auch die geistige Einstellung beim Essen, emotionale Probleme, die den Verdauungsprozess beeinträchtigen, verschieben das Gleichgewicht der verschiedenen Stämme zu Ungunsten wichtiger Schlüsselkeime, wie der Lactobazillen und Bifidobakterien, und fördern das Wachstum ungünstiger Arten, was zu empfindlichen Beeinträchtigungen der Verdauung und des Immunsystems führen kann. Antibiotika und andere Medikamente können die Darmflora regelrecht zerstören. Darmpilze, die in geringer Zahl natürlich sind und ebenfalls den Verdauungsprozess stützen, nehmen dann überhand und werden zu einem Krankheitsfaktor. Ein solcher Pilzbefall im Darm ist unter Umständen der Auslöser vielfacher Beschwerden, auch durch eine dauernde Überstimulation des Immunsystems. Es werden Immunstoffe (Lymphokine) freigesetzt, die auf Dauer zu Symptomen wie Erschöpfung, nervöser Übererregbarkeit, Schwermut und Nahrungsmittelüberempfindlichkeit führen können.

So stärken Sie die natürliche Darmflora:
Grundsätzlich gilt, wie bei allen Verdauungsstörungen:

- **Befolgen Sie die allgemeinen ayurvedischen Essensregeln** (siehe Seite 25–29).
- **Vermeiden Sie Zwischenmahlzeiten** (siehe Seite 27 f.).
- **Trinken Sie heißes Wasser** (siehe Tipp Seite 30–33). Es leitet Gifte ab, wirkt Blähungen und Gärungsprozessen entgegen und erleichtert die Verdauung von Nahrung.

- **Trinken Sie eine Tasse Ingwertee nach jeder Mahlzeit** (siehe Tipp Seite 97).
- **Nehmen Sie Triphala zur Nacht** (siehe Seite 105 – 108). Die drei Früchte stärken die Verdauungskraft, entgiften, stabilisieren das Immunsystem und unterstützen eine gesunde Darmflora.
- **Trinken Sie regelmäßig Gewürz-Lassis** (siehe Tipp Seite 77). Damit führen Sie sich die Schlüsselkeime der Darmflora, Milchsäure vergärende Bakterien, zu und unterstützen die Verwertung von Nahrung und die Ausscheidungsvorgänge.
- **Nehmen Sie bei Tendenz zur Stuhlverstopfung je eine Tablette Digest spezial mit etwas Lassi.** Dieses Rasayana stärkt Agni.

TIPP GEWÜRZABKOCHUNG AUS INGWER UND KREUZKÜMMEL

Die Heilsubstanzen des Ingwers stärken das Verdauungsfeuer, regulieren die Darmflora und helfen Toxine zu verbrennen, die auch als Nährboden für krank machende Keime oder Darmpilzerkrankungen dienen. Unterstützt wird diese Wirkung bei dem folgenden Rezept durch die Früchte des Kreuzkümmels *(Cuminum cyminum)*, auch Mutterkümmel genannt, der in der ayurvedischen Medizin als verdauungsförderndes, den Darm entkrampfendes und die Darmflora regulierendes Mittel in vielen Rezepturen und Kräuterpräparaten verwendet wird. Die Heilwirkungen der Gewürze werden durch das Einkochen der Zutaten zusätzlich intensiviert.

Dieses Dekokt

- hilft vor allem gegen Blähungen,
- unterstützt die medizinische Behandlung bei Störungen der Darmflora und bei Darmpilzbefall und
- kräftigt das Verdauungsfeuer.
- Es kann aber auch zur Vorbeugung in Zeiten ungesunder Ernährung oder
- im Frühjahr zur Entschlackung und gegen Frühjahrsmüdigkeit empfohlen werden.

So wird's gemacht:

Fünf Scheiben einer gewaschenen und geschälten Ingwerwurzel und einen Teelöffel Kreuzkümmelfrüchte in 200 Milliliter Wasser auf ein Viertel der Ausgangsmenge, also etwa 50 Milliliter, herunterkochen. Diese Abkochung je nach Notwendigkeit einige Tage oder bis zu vier Wochen oder länger vor dem Mittag- und Abendessen heiß trinken.

TIPP AYURVEDISCHES VERDAUUNGSPULVER IN LASSI

Eine ausgezeichnete Wirkung hat ein Lassi mit einem verdauungsstärkenden ayurvedischen Gewürzpulver. Dieses enthält unter anderem die Gewürze Ingwer, Fenchel, Kreuzkümmel, die Haritaki-Frucht mit ihren vielfältigen Heilwirkungen und Steinsalz, das die Verdauungskraft stärkt und Verdauungsgifte bindet.

Dieses Gewürz-Lassi

- gleicht Apana-Vata aus, das heißt, es stärkt die Ausscheidung über den Darm,
- fördert die Verdauungskraft des Magens,
- wirkt gegen Blähungen und
- hilft, eine gesunde Darmflora wiederherzustellen.

So wird's gemacht:
Bereiten Sie ein Lassi aus bestem Joghurt (siehe Tipp Seite 37 f.) und rühren Sie einen Teelöffel des Gewürzpulvers ein. Trinken Sie je ein Glas dieses Gewürz-Lassis nach dem Mittag- und Abendessen.

Durchfall

Gegen den einfachen Durchfall auf Reisen, bei einem Magen-Darm-Infekt oder nach verdorbenem Essen helfen meist rasch einige ayurvedische Hausmittel. Grundsätzlich gilt: Bei unklaren oder anhaltenden Beschwerden den Arzt aufsuchen. Ansonsten:

- **Legen Sie eine Teepause ein.** Schwarzer Tee, Brombeerblättertee, Salbeitee mit Kamille oder Pitta-Tee beruhigen den Darm und hemmen die Entzündung der Darmschleimhäute.
- **Nehmen Sie etwas Salz und Mineralien zu sich.** Bei Durchfall ist Meersalz geeignet (in Tee), in der Apotheke gibt es Mineralmischungen, die in Tee gelöst eingenommen werden. Auch Salzstangen sind hilfreich.
- **Hören Sie auf die Stimme des Körpers.** Er sagt Ihnen genau, welche Nahrungsmittel er braucht. Manchmal sind das zunächst ungewöhnlich erscheinende Lebensmittel wie zum Beispiel Oliven oder Saures.
- **Ein Bauchabhyanga wirkt oft Wunder bei Bauchkrämpfen** (siehe Tipp Seite 60 f.). Das feucht-warme Tuch zum Abschluss nicht vergessen. Es ist hier besonders wichtig, da krampflösend und die Entgiftung anregend.
- **Hibiskusblütentee hilft bei blutigem Durchfall** (Zubereitung siehe Tipp Seite 95, zwei bis drei Tassen über den Tag verteilt trinken). Blutiger Durchfall kommt bei relativ harmlosen Darminfektionen vor, kann aber auch Ausdruck einer ernsten Erkrankung sein und sollte daher immer vom Arzt abgeklärt werden.
- **Auch Granatapfel ist ein probates Mittel bei Durchfall.** Fruchtfleisch mit Kernen essen, auf den Septen kauen und aussaugen und/oder den Saft auspressen und trinken (siehe Seite 92 f.).

TIPP AYURVEDISCHES MINZÖL GEGEN DURCHFALL

Einige Tropfen ayurvedisches Minzöl

- stoppen akuten Durchfall und
- regulieren einfache Magen-Darm-Störungen wie Völlegefühl, Übelkeit, Darmkrämpfe oder Blähungen.

So wird's gemacht:
Geben Sie zwei bis fünf Tropfen des Öls auf eine Tasse heißes Wasser oder einen Kräutertee und trinken Sie dies schluckweise bis zur Besserung.

TIPP INGWERSAFT MIT MUSKAT IN JOGHURT BEI AKUTEM DURCHFALL

Frischer Ingwersaft ist ein probates Mittel gegen einfache akute Durchfallerkrankungen, zum Beispiel nach zu schwerem oder verdorbenem Essen oder bei Magen-Darm-Infekten.

- Guter Joghurt reguliert die beim Durchfall gestörte Darmflora und verfestigt den Stuhl.
- Das ätherische Öl der Muskatnuss hat eine schmerzlindernde und anregende Wirkung auf die Darmfunktion. Es
- regt den Appetit an,
- schwächt Übelkeit, Erbrechen und Durchfall ab,
- wirkt Blähungen entgegen und gilt als
- bewährtes Mittel gegen Magen-Darm-Katarrh.

So wird's gemacht:
Sie benötigen einen Esslöffel frischen Ingwersaft, eine Prise Muskatpulver und einen frischen und unbehandelten reinen Biojoghurt (rechtsdrehende Kulturen).

Ein etwa fünf Zentimeter langes Ingwerwurzelstück mit einer Reibe schaben, durch ein Leinentuch drücken oder mit einer Knoblauchpresse auspressen. Die Muskatnuss reiben, mit dem frischen Ingwersaft in den Joghurt einrühren und raumtemperiert essen.

Achten Sie auf die Qualität des Joghurts: Er sollte möglichst frisch und von der Konsistenz ähnlich wie Dickmilch, also nicht flüssig, sondern noch »zum Stechen« sein. Frischer Joghurt schmeckt fast noch süßlich, länger stehender wird zunehmend sauer im Geschmack und verflüssigt sich.

Wichtiger Hinweis: Muskat hat nur in sehr kleiner Menge heilende Wirkung, bei zu hoher Dosierung besteht Vergiftungsgefahr!

Magenschleimhautentzündung

Die Ursachen einer Gastritis sollten unbedingt beachtet werden. Sind Nervosität und Stress der Grund, schlagen Kummer und Sorgen auf den Magen? Oder ist es schlichtweg die ungesunde Ernährung, zum Beispiel zu schnelles Essen, unzureichendes Kauen, zu scharf Gewürztes oder, was häufig vorkommt, verursacht ein Medikament die Magenreizung? Die unterschiedlichen Ursachen wird man also möglichst beseitigen oder gezielt behandeln. Natürliche ayurvedische Präparate kann Ihnen Ihr Maharishi-Ayurveda-Arzt verschreiben. Beachten Sie aber immer auch die allgemeinen ayurvedischen Essensregeln (siehe Seite 25–29).

TIPP KALTAUSZUG AUS FENCHELFRÜCHTEN

In leichten Fällen hilft eine denkbar einfache Zubereitung aus Fenchelfrüchten. Sie

- beruhigt den nervösen Magen,
- schützt seine Schleimhaut und
- hilft gegen Schmerz und Entzündung.

So wird's gemacht:
Einen Teelöffel Fenchelfrüchte (am besten gemahlen) über Nacht in eine Tasse Wasser einweichen und jeden Morgen nüchtern langsam und in Ruhe trinken.

Übelkeit und Erbrechen

TIPP INGWER-ASAFOETIDA-MIXTUR GEGEN ÜBELKEIT UND ERBRECHEN

Das folgende ayurvedische Hausmittel habe ich von Dr. Jose, einem erfahrenen *Vaidya* (Ayurveda-Arzt) aus Delhi erhalten.
Es wirkt ausgezeichnet

- gegen Übelkeit und Erbrechen bei akuten Magen-Darm-Störungen (bei unklarer Ursache den Arzt konsultieren) und
- gegen Blähungen – durch Asafoetida, auch »Stinkasant« genannt, der, wie der Name schon sagt, durchaus intensiv und eher unangenehm riecht, jedoch ausgesprochen entblähende Wirkung hat – aber nur, wenn Sie kleinste Mengen davon verwenden!

So wird's gemacht:

1 TL frischer Ingwersaft
1 TL Sharkara (ayurvedischer Zucker) oder Vollrohrzucker oder Honig
1/4 TL Asafoetida
5 TL Zitronensaft

Ein etwa zwei Zentimeter großes gereinigtes und geschältes Ingwerwurzelstück schaben und den frischen Saft durch Auspressen mit einem Leinentuch oder mit Hilfe einer Knoblauchpresse gewinnen. Mit Zucker, Zitronensaft und Asafoetida mischen und bei Übelkeit und Erbrechen halbstündlich einen Teelöffel bis zur Besserung einnehmen.

Übersäuerung, Sodbrennen

Sodbrennen, die Übersäuerung des Magens, ist häufig die Folge noch nicht abgeschlossener Verdauung im Dünndarm. Die Übersäuerung ist eine Störung übermäßig gebildeten Pittas im Darm, das gelockt, aber nicht verbraucht worden ist. Es tritt vor allem bei Menschen auf, die zu schwer, zu viel und zu häufig essen.

Der Reflux, das heißt das Hochsteigen der Säure vom Magen in die Speiseröhre, wird durch eine Schwäche des Schließmuskels des Mageneingangs oder einen »Bruch« des Zwerchfells an der Durchtrittsstelle der Speiseröhre zum Magen hin ermöglicht.

Meine Erfahrung ist aber: Wenn die einfachen ayurvedischen Ernährungsregeln eingehalten werden, verschwinden die Beschwerden oft schon nach kurzer Zeit, und auch der Reflux tritt nicht mehr auf. Folgendes sollten Sie daher beachten:

- **Halten Sie sich unbedingt an die allgemeinen ayurvedischen Essensregeln** (siehe Seite 25–29)! Vor allem: Vermeiden Sie Zwischenmahlzeiten und schwer verdauliches Essen abends. Wenn der Magen voll ist, tritt beim Liegen, also im Schlaf, die übermäßig gebildete Säure leichter in die Speiseröhre über als bei einem nur gering gefüllten und weniger beanspruchten Magen.
- **Vermeiden Sie alles, was Säure bildet und selbst sauer ist:** Essig, saure Früchte, saure Säfte, Tomaten, Säure lockende Süßigkeiten, auch Stimulanzien (Kaffee, Alkohol).
- **Vermeiden Sie zu stark gewürzte und zu heiße Speisen.**
- **Nehmen Sie bei Stuhlverstopfung Triphala zur Nacht** (siehe Seite 240).
- **Trinken Sie zu den Mahlzeiten keine kalten Getränke und nicht zu viel.** Am besten sind Tees und heißes Wasser.

- **Trinken Sie Pitta-Tee.** Zwei bis drei Tassen tagsüber getrunken oder eine Tasse zum oder nach dem Essen gleichen Sodbrennen aus.

TIPP AYUR-ACIBALANCE GEGEN ÜBERSÄUERUNG

Ein ausgewogenes ayurvedisches Magen-Darm-Rasayana aus Süßholz, Amlafrüchten, Ingwer, Kardamom, Zimt, basischen Salzen und anderen Heilpflanzen hilft ausgezeichnet gegen Übersäuerung, Sodbrennen, Reflux und auch Gastritis. Es

- reguliert zudem die Bewegung (Peristaltik) von Magen und Darm,
- harmonisiert die Bildung und stärkt die Qualität der Verdauungssäfte und
- kräftigt die Schleimhaut von Magen und Darm.

So wird's gemacht:
Eine Kräutertablette zweimal täglich, bei Bedarf auch mehrmals täglich, eine halbe Stunde vor den Mahlzeiten mit warmem Wasser einnehmen. Bei länger bestehenden Beschwerden auch über einen Zeitraum von zwei bis drei Monaten.

Verstopfung

Vorausgesetzt, Ihr Arzt hat keine ernsthaften organischen Ursachen für die Verstopfung festgestellt, dann helfen die folgenden Tipps:

- **Achten Sie auf regelmäßige Mahlzeiten,** orientieren Sie sich vor allem an den allgemeinen ayurvedischen Ernährungsregeln (siehe Seite 25 – 29).
- **Trinken Sie heißes Wasser** (siehe Tipp Seite 30 – 33). Es verbessert zuverlässig den Stuhlgang.
- **Vata-Tee** enthält neben Zimt, Kardamom und Ingwer auch Süßholzwurzel, die eine mild abführende Wirkung hat. Im Gegensatz zu starken Abführmitteln kommt es aber auch bei regelmäßigem Teegenuss nicht zur Gewöhnung. Warme Flüssigkeiten entkrampfen allgemein den Darm, regen die Stuhltätigkeit an und erleichtern den Stuhlgang. Bei Vata-Tee werden diese Effekte durch die ausgewogene Kräutermischung noch mild verstärkt.
- **Triphala-Tabletten regen den Darm an.** Nehmen Sie vor dem Schlafengehen ein bis fünf Tri-Clean-Tabletten ein. Die Dosierung richtet sich nach der Wirkung. Oft reichen eine bis zwei Tabletten für einen normalen und befriedigenden Stuhlgang aus. Ist die Dosis zu hoch, dann wird der Stuhl breiig oder sogar durchfallsartig. Triphala ist kein Abführmittel im üblichen Sinn, kann also auch über einen längeren Zeitraum eingenommen werden.
- **Amrit Kalash verbessert ebenfalls den Stuhlgang.** Zweimal täglich ein Teelöffel ist die übliche Dosierung.
- **Trinken Sie Lassi zu oder nach dem Mittag- und Abendessen.** Das Joghurt-Getränk stärkt die Darmflora und führt auf natürliche Weise mild ab.

- **Nehmen Sie einen Esslöffel Olivenöl mit einigen Tropfen Zitrone zur Nacht ein.** Dieses Gemisch »ölt den Darm«, es macht den Stuhl gleitfähiger und ist obendrein sehr gesund.
- **Verwenden Sie Ghee zum Kochen** (siehe Tipp Seite 34–36), es erleichtert ebenfalls die Darmpassage und verbessert die Verdauungskraft.
- **Ayurvedische Digest-spezial-Tabletten regen die Darmtätigkeit auf natürliche Weise an.** Eine bis zwei Kräutertabletten, die vorwiegend aus Gewürzen und Steinsalz bestehen, werden mittags und abends am besten mit Lassi nach dem Essen eingenommen. Die Tabletten führen nicht zur Gewöhnung, sondern verbessern die Verdauungsleistung des Darmes, sodass sie später nicht mehr erforderlich sind.
- **Sorgen Sie für ausreichend Bewegung.** Ein flotter Spaziergang und leichter Sport aktivieren die Darmtätigkeit.
- **Essen Sie ausreichend Obst, Gemüse und Vollkornprodukte,** um mit Ballaststoffen versorgt zu sein. Milch, wenn Sie sie mögen und vertragen, hat ebenfalls eine gute abführende Wirkung, ebenso eingeweichte Trockenfrüchte, die Sie morgens zum Beispiel ins Müsli geben können. Meiden Sie dagegen Weißmehlprodukte, Schokolade und andere Süßigkeiten, die zu Verstopfung führen können.
- **Sorgen Sie für Begeisterung in Ihrem Leben.** Geistige Anregung, Lebensfreude, Schwung und Elan fördern die Verdauungskräfte sehr und aktivieren die Stuhltätigkeit.
- **Trinken Sie morgens gleich nach dem Aufstehen ein Glas raumtemperiertes Wasser.** Es aktiviert den Magen-Dickdarm-Reflex, häufig unmittelbar gefolgt von Stuhlgang. Noch besser ist ein Glas Zitrone-Honig-Wasser (siehe Tipp Seite 112).

TIPP HOCKSITZ GEGEN DARMTRÄGHEIT

Bestimmte Körperstellungen haben ganz konkrete Wirkungen auf die Funktion von inneren Organen und auf das seelische Gleichgewicht. Ein wirksames Mittel aus dem Yoga, das Ihnen ermöglicht, morgens noch vor dem Frühstück befriedigenden Stuhlgang zu haben, ist der so genannte Hocksitz. Er

- entspannt das Becken,
- aktiviert Apana-Vata, die ausleitende Kraft von Vata, die alle Ausscheidungsorgane reguliert und
- hat gleichzeitig eine sehr beruhigende Wirkung auf den Geist.

So wird's gemacht.
Kauern Sie morgens barfuß in hockender Stellung im Badezimmer, bis der Stuhldrang kommt. In der Regel passiert das nach wenigen Minuten. Nehmen Sie sich dafür bewusst Zeit, genießen Sie die Entspannung, die von dieser Yogastellung ausgeht. Es ist wichtig, dass Ihre Füße mit der ganzen Sohle den Boden berühren. Ihre Arme ruhen gestreckt auf den Knien und halten so die Balance, sodass Sie nicht nach hinten kippen.

Hinweis: Bei dieser Übung wird der untere Rücken gestreckt. Falls Sie an Kreuzschmerzen leiden, werden sich diese in der Regel bessern. Es kann aber auch sein, dass Beschwerden aktiviert werden, wenn Sie zu lange in der Hockstellung verweilen. Üben Sie daher anfangs nur kurz, auch wenn sich dadurch noch kein befriedigender Stuhlgang einstellt.

MENSTRUATIONSBESCHWERDEN

Die Schlüsselstörung aller Menstruationsbeschwerden liegt in *Apana-Vata*, einem der fünf Teilfunktionen von Vata. Energetisch sitzt es im Unterleib und hat einen direkten Einfluss auf die vegetative Steuerung der Unterleibsorgane, vor allem auf alle Ausscheidungsfunktionen, wie Stuhlgang, Harnlassen und Menstruation. Apana ist sehr sensibel und störanfällig. Schon relativ geringe Vata-Belastungen, zum Beispiel ein Ortswechsel oder kalte Füße, regen es an und beeinträchtigen unter Umständen seine Funktion. Sorgen, Stress, Zeitdruck, häufige Ortsveränderung, trocken-kaltes oder windiges Wetter, der Wechsel der Jahreszeiten, aber auch Fasten oder Schlafmangel erregen nicht nur allgemein Vata, sondern verspannen häufig das Apana-Prinzip und hemmen den Energiefluss in diesem Bereich. Auch Gefühle, die uns nicht loslassen, Erinnerungen und Erlebnisse, die uns gefangen halten, verkrampfen Apana-Vata und haben daher einen ganz wesentlichen Einfluss auf die Funktion der Unterleibsorgane. Beachten Sie folgende Empfehlungen:

- **Gandharva-Musik:** Sie entspannt und löst die Erregungsmuster von Apana-Vata (siehe Tipp Seite 67 – 69).
- **Warme Füße:** Wenn die Menstruation nur schwer in Gang kommt, nehmen Sie ein warmes Fußbad mit einem entspannenden Zusatz, wie etwa Lavendel. Trinken Sie zudem eine oder mehrere Tassen warmen Vata-Tee. Auch Ingwertee (siehe Tipp Seite 97) erwärmt und entspannt den Unterleib und erleichtert den Durchbruch der Regelblutung.
- **Viel Flüssigkeit:** Nehmen Sie vor und während der Periode viel Flüssigkeit zu sich, das erleichtert die Bildung von *Rasa*, dem Gewebesaft, der zuerst aus der Nahrung gebildet wird. Geschieht dies optimal, bereitet Rasa nach ayurvedischer Vorstellung die Menstruation vor und erleichtert sie.

- **Trinken von heißem Wasser** (siehe Tipp Seite 30–33): Es erleichtert die Regel, entkrampft den Unterleib und beruhigt die möglichen Begleitbeschwerden wie Kopfschmerz, Kreuzschmerz oder psychische Gereiztheit.
- **Flüssigkost:** Flüssige Speisen erleichtern die Menstruation. Setzen Sie einen bis drei Tage vor der Regel auf Ihren Speiseplan vermehrt Suppen, frische Obst- und Gemüsesäfte, dünnflüssige Breis (auch mit Milch zubereitet, wenn Sie diese mögen und vertragen) und leicht verdauliche, vorzugsweise vegetarische und vor allem warme Gerichte. Ein wichtiger Grund für flüssige, warme Nahrung liegt wieder in der Regulation von Vata. Krämpfe, Stimmungslabilität, typische Vata-Erscheinungen, bessern sich durch flüssige, warme Kost, die die kalten, trockenen Eigenschaften dieses Doshas ausgleicht.
- **Vata-Aromaöl:** Aromen wirken tief greifend entspannend und krampflösend. Geben Sie einige Tropfen Vata-Aromaöl auf ein Taschentuch und inhalieren Sie davon nach Bedarf. Oder Sie lassen den beruhigenden Vata-Duft mit Hilfe einer Aromalampe im Raum verströmen.
- **Ayurvedisches Minzöl:** Gegen Krämpfe und zur Entspannung geben Sie zwei bis vier Tropfen ayurvedisches Minzöl (siehe Seite 49) auf eine Tasse heißes Wasser und trinken es schluckweise.
- **Ayurvedische Kräuterpräparate:** Der Maharishi Ayurveda verfügt über eine Reihe sehr wirksamer Pflanzenpräparate, die den Menstruationszyklus harmonisieren und hier regulierend eingreifen. Lassen Sie sich gegebenenfalls von einem in dieser Heilkunde ausgebildeten Arzt ein individuelles Präparat verschreiben. Allgemein balancierend auf die Unterleibsorgane der Frau wirkt das *Frauen-Rasayana*, von dem Sie über einen Zeitraum von mehreren Zyklen zwei bis drei Tabletten täglich einnehmen.

TIPP KRÄUTERTEE ERLEICHTERT DIE MENSTRUATION

Eine Teemischung aus Baldrian, Kamille und Pfefferminze
- beruhigt Vata und
- lindert Unterleibskrämpfe und Schmerzen.

So wird's gemacht:
Sie mischen zu gleichen Teilen Baldrianwurzel, Kamillenblüten und Pfefferminzblätter und überbrühen einen Esslöffel davon mit einer Tasse heißem Wasser. Lassen Sie alles acht bis zehn Minuten ziehen und trinken Sie dreimal täglich eine Tasse.

TIPP ALOE VERA BEI MENSTRUATIONSKRÄMPFEN

Innerlich genommen hilft das Universalheilmittel Aloe auch gegen Krämpfe vor und während der Menstruation.

So wird's gemacht:
Einen Esslöffel Aloe-vera-Gel oder -Saft mit einer Prise schwarzem Pfeffer dreimal täglich einnehmen, bis die Beschwerden abgeklungen sind.

Starke Regelblutung

Starke Regelblutungen können organische Ursachen haben, die vom Gynäkologen abgeklärt werden müssen. Die Stärke der Menstruation ist im Allgemeinen aber auch abhängig vom ayurvedischen Konstitutionstyp. Frauen mit starkem Pitta haben eine stärkere und längere Blutung als Vata- oder Kapha-Frauen. Auch wenn Pitta aus anderen Gründen, also unabhängig vom Konstitutionstyp, erhöht ist, wird sie meist stärker und länger sein. Es gilt daher, vor allem Pitta auszugleichen.

- **Beachten Sie die allgemeinen Tipps zum Balancieren von Pitta** (siehe Seite 19 f.). Vermeiden Sie vor allem auch scharfe Speisen, Alkohol, Nikotin und koffeinhaltige Getränke. Sie erhöhen Pitta und vermehren den Blutfluss bei der Regel.
- **Pitta-Tee, Pitta-Aromaöl und Pitta-Churna gleichen milde aus.**
- **Vorsicht mit heißen Vollbädern.** Sie regen Pitta an und verstärken die Blutung.
- **Eine sanfte Einreibung der Füße mit Ghee** beruhigt die Blutungsaktivität.
- **Hibiskusblütentee hilft bei zu starker Blutung** (Zubereitung siehe Tipp Seite 95). Trinken Sie im Laufe des Tages zwei bis drei Tassen davon.

MUSKELVERSPANNUNGEN, NACKEN- UND RÜCKENSCHMERZEN

- **Eine sanfte Nackenmassage mit warmem Sesamöl** und nachfolgender feucht-warmer Kompresse (siehe Tipp Seite 56 f.) verringert sofort die Muskelspannung im Nacken.
- **Noch wirksamer ist eine Massage mit dem ayurvedischen Gelenk- und Muskelöl** (1:4 mit Sesamöl verdünnt).
- **Bei Kreuzschmerzen hilft auch ein sanftes Bauchabhyanga** (siehe Tipp Seite 60 f.). Es löst nicht nur Krämpfe von Magen und Darm, sondern lindert auch reflektorisch Verspannungen der Muskulatur im Bereich der Lendenwirbelsäule.

TIPP AYURVEDISCHES MINZÖL GEGEN MUSKELVERSPANNUNG UND RÜCKENSCHMERZEN

Das ayurvedische Minzöl wirkt äußerlich angewendet bei Rückenverspannungen

- schmerzstillend und
- krampflösend.

So wird's gemacht:
Vermischen Sie fünf Tropfen des Öls mit einem Esslöffel Sesamöl oder einem der speziellen ayurvedischen Kräuteröle (Gelenk- und Muskelöl, Vata-Massageöl) und reiben Sie damit die schmerzenden Muskelstellen ein, oder träufeln Sie etwas Maharishi-Ayurveda-Minzöl auf ein mit Wasser befeuchtetes und ausgewrungenes Tuch und legen Sie es als Kompresse auf die schmerzenden Stellen.

TROCKENE NASE

TIPP GHEE GEGEN TROCKENE NASE

Wenn Sie unter trockener Nase leiden und die Schleimhaut brennt, hilft das ayurvedische Nasyaöl (siehe Tipps Seite 156), aber auch Ghee ist ein probates Mittel. Es

- pflegt die Nasenschleimhaut,
- verhindert das Austrocknen,
- führt nicht zur Gewöhnung und beruhigt Vata und Pitta, die beiden Doshas, die ursächlich an zu trockener und/oder entzündeter Nasenschleimhaut beteiligt sind.

So wird's gemacht:
Reiben Sie mehrmals täglich oder nach Bedarf je einen Tropfen Ghee mit dem kleinen Finger sanft in den Nasenvorhof. Auch Mandelöl oder Sesamöl können verwendet werden und haben ähnliche Eigenschaften in Bezug auf Befeuchtung und Pflege der Nasenschleimhaut.

NASENBLUTEN

Wiederkehrendes Nasenbluten ist meist harmlos, kann aber auch ernstere Ursachen haben, wie hohen Blutdruck, Blutgerinnungsstörungen oder Nebenwirkungen von Medikamenten. Zur Beseitigung solcher Störungen kann Ihnen ein Maharishi-Ayurveda-Arzt pflanzliche Präparate verordnen. Aus ayurvedischer Sicht ist die Ursache immer ein Pitta-Ungleichgewicht, das grundsätzlich behandelt werden sollte. Im einfachen Fall hilft

- **eine kühle Kompresse im Nacken,**
- **eine Tasse Hibiskusblütentee** (Zubereitung siehe Tipp Seite 95, eine bis drei Tassen schluckweise trinken),
- **langfristig vorbeugend eine Einreibung mit Ghee:** regelmäßig morgens je einen Tropfen Ghee in den linken und rechten Nasenvorhof sanft einreiben (pflegt und stärkt die Nasenschleimhaut und bewahrt vor dem Platzen der Blutgefäße in der Schleimhaut),
- **das Pitta-Dosha ins Gleichgewicht bringen** (siehe Seite 19 f.).

NEURODERMITIS

Die Neurodermitis gilt an sich als schwer behandelbare Hautkrankheit, die aber auf ayurvedische Maßnahmen oft sehr gut anspricht. Die Bildung von Ama im Verdauungs- und Gewebestoffwechsel, eine allergische Komponente und nervöse Faktoren (Vata-Störung) liegen ursächlich zu Grunde. Je nach vorherrschendem Dosha erscheint die Haut

- mehr trocken, rissig und rau (bei gestörtem *Vata*),
- rot, entzündet und brennend (bei gestörtem *Pitta*) oder
- kleieartig-schuppig mit Ansammlung von Lymphflüssigkeit und vermehrtem Jucken (bei gestörtem *Kapha*).

Darüber hinaus kann jede Mischung der drei Doshas in Verbindung mit mehr oder weniger Ama vorkommen. Die Behandlung richtet sich nach den vorherrschenden Doshas.

Allgemein gilt aber:

- **Erwachsene müssen die allgemeinen ayurvedischen Ernährungsregeln beachten** (siehe Seite 25–29).
- **Nahrungsmittel, die zur Verschlimmerung führen, müssen vorübergehend gemieden werden.**
- **Die Heißwasser-Trinkkur hilft Erwachsenen wie Kindern ausgezeichnet** (siehe Seite 30–33). Sie reinigt die Haut von innen, beseitigt Ama als Ursache für Juckreiz und Hautentzündung und beruhigt Vata, auch in der Haut. Kleinkinder können aus der Flasche trinken.
- **Es ist äußerst wichtig, früh ins Bett zu gehen.** Die Haut und das Nervensystem regenerieren sich am besten in der Pitta-Zeit der Nacht (22 Uhr bis 2 Uhr).
- **Morgensonne beruhigt und heilt die Haut.**

- **Pitta-Öl und Kokosöl** pflegen und heilen meist am besten bei der entzündeten geröteten **Pitta-Haut. Mandelöl oder Vata-Öl** tut der trockenen **Vata-Haut** gut, und **Kapha-Öl** regt den Stoffwechsel der **Kapha-Haut** an und pflegt sie.
- **Vorsicht mit reinem Sesamöl:** Es wird oft bei Neurodermitis nicht vertragen.
- **Lassi stärkt die Darmflora und hat einen kühlenden, entzündungshemmenden Effekt** (siehe Tipp Seite 37 f.).
- **Medizinische Kleie-Ölbäder beruhigen und pflegen die Haut.**
- **Kinder brauchen eine ruhige und zuversichtliche Führung durch die Eltern und Großeltern.**
- **Vata-Tee beruhigt auch Kinder ausgezeichnet, Pitta-Tee reduziert die Entzündung der Haut.**

TIPP ZINNKRAUT-KAMILLENBAD GEGEN JUCKREIZ

Kamille beruhigt die Entzündung der Haut, und Zinnkraut stärkt sie. Ein Vollbad abends vor dem Schlafengehen hilft oft gegen den Juckreiz.

So wird's gemacht:
Je eine kleine Hand voll Kamillenblüten und Zinnkraut in fünf Liter Wasser aufkochen, fünf Minuten ziehen lassen, abseihen und dem Badewasser zugeben. Die Haut *vor* dem Wannenbad mit einem der empfohlenen Öle einreiben. Zehn bis 15 Minuten baden.

SCHICHT- UND NACHTARBEIT, JET-LAG

Ein Leben entgegen den natürlichen Rhythmen belastet unseren Organismus, der an die Zeitgeber der Natur angepasst ist. Mit einfachen ayurvedischen Mitteln und Verhaltensweisen kann man sich aber schützen und Beschwerden lindern:

- **Trinken Sie heißes Wasser** (siehe Tipp Seite 30–33). Das hält Sie im Fluss und scheidet Stoffwechseltoxine aus, die unter der Belastung von Zeitverschiebung oder Nachtarbeit vermehrt auftreten.
- **Balancieren Sie Vata.** Vata-Tee und Vata-Aromaöl beruhigen und schützen die Nerven und halten Sie emotional im Gleichgewicht.
- **Trinken Sie Rosinenwasser** (siehe Tipp Seite 184). Mit dem süßen Getränk gewinnen Sie bei einer energetischen Flaute Schwung und Elan zurück. Es nährt und schützt das Herz und erhält die geistige Frische und Leistungsfähigkeit. Auch andere eingeweichte Trockenfrüchte, beispielsweise Datteln und Feigen, haben diese Wirkung und eignen sich deshalb ebenso wie Rosinen als nächtliche Energiespender.
- **Schützen Sie sich mit Amrit Kalash vor Freien Radikalen.** Das beste Mittel, um die Leistungsfähigkeit zu erhalten, die körpereigene Abwehr zu stärken und den Organismus umfassend vor den Belastungen durch Nachtarbeit zu schützen, ist Amrit Kalash (siehe Tipp Seite 43f.). Zudem wirkt dieses Rasayana gegen Freie Radikale, die bei Nacht- und Schichtarbeit den Körper vermehrt beeinträchtigen.
- **Verzichten Sie auf Stimulanzien wie Kaffee, schwarzen Tee oder alkoholische Getränke.** Alternativen: Kapha-Tee belebt, ayurvedischer Mandel-Energietrunk schenkt auf natürliche Weise neue Energien, Rajas-Cup, der ayurve-

dische Kräuterkaffee, fördert Optimismus und Lebensfreude. Er schmeckt bitter! Deshalb mit Sharkara und Milch zubereiten.

- **Achten Sie auf einen guten Rhythmus.** Der frühe Morgen, falls Ihre Schicht um diese Zeit beendet ist, ist ideal für einen kleinen Spaziergang. Dabei können Sie abschalten, sich entspannen und die Kraft der Natur aufnehmen. Danach folgt mit der Zeit von Kapha, von Sonnenaufgang bis zum späten Vormittag, eine gute Phase für einen tiefen Schlaf.
- **Bevorzugen Sie vitaminreiche Kost.** Der Bedarf an natürlichen Vitaminen und Mineralstoffen steigt erheblich an, wenn Sie gezwungen sind, entgegen den natürlichen Rhythmen zu arbeiten, oder auf Reisen die Zeitzonen überschreiten. Genießen Sie daher auch und vor allem auf Reisen möglichst frische und vitaminreiche Nahrung. Ein leicht verdauliches und bekömmlich zubereitetes vegetarisches Essen ist weit weniger belastend als kalte Platten, Wurst und schwerer Käse und viel Fleisch, Fisch oder Gegrilltes.
- **Gandharva-Musik erleichtert Ihnen den Übergang.** Hören Sie nach Beendigung der Nachtschicht oder im Anschluss an eine lange Reise einige Minuten Maharishi-Gandharva-Musik (siehe Tipp Seite 67–69). Sie hilft Ihnen, gedanklich schneller zur Ruhe zu kommen. Sie »verdauen« dadurch die Eindrücke der Arbeit besser und finden Ihren inneren Rhythmus schneller wieder. Hören Sie sie am besten im Bett liegend bei geschlossenen Augen, um einen ruhigen und entspannten Schlaf zu finden. Falls Sie als Folge des Tagesschlafes Schwierigkeiten haben, vor der nächsten Schicht in Gang zu kommen, sich verkatert oder missgelaunt fühlen, dann helfen Ihnen einige Minuten Gandharva-Musik nach dem Aufstehen oder als sanfte Weckmusik, den Übergang harmonisch zu gestalten und Ihr Nervensystem zu balancieren.

TIPP WASSERMILCH HÄLT WACH UND SCHIRMT AB

Ein einfaches ayurvedisches Rezept schützt und stärkt bei Nacht- und Schichtarbeit. Die Wassermilch ist mit den Elektrolytgetränken vergleichbar, die Sportler einsetzen, um ihre Leistungsfähigkeit zu erhalten und ihre Ausdauer zu fördern. Sie

- beruhigt die Nerven und
- hält gleichzeitig fit und wach,
- schirmt schädliche Einflüsse durch Stress ab,
- belastet den Stoffwechsel nicht und
- versorgt Sie mit wichtigen Mineralstoffen und Vitaminen.

So wird's gemacht:
Kochen Sie 0,25 Liter gutes Leitungs- oder Quellwasser oder stilles Mineralwasser etwa zehn Minuten bei offenem Deckel ab (wie bei der Heißwasser-Trinkkur, siehe Tipp Seite 30 – 33). Lassen Sie es dann zwei bis drei Minuten stehen, damit sich eventuell gelöster Kalk absetzt, und verdünnen Sie damit etwa einen Achtel Liter Vollmilch. Falls Sie keine Kochmöglichkeit haben, können Sie auch heißes Wasser aus dem Automaten oder aus der Leitung verwenden. Die reinigende Wirkung des Getränks ist dadurch etwas geringer, der schützende Effekt aber ähnlich. Trinken Sie auch während der Nacht von Zeit zu Zeit einige Schlucke.

TIPP INGWER-SÜSSHOLZWURZEL-TEE STÄRKT UND REINIGT

Ein Tee aus frischem Ingwer, Zitronensaft und Süßholzwurzel

- schenkt neue Energien,
- reinigt und entgiftet,
- schützt vor den Folgen von Stress und
- stärkt das Verdauungsfeuer, das unter Schicht- und Nachtarbeit leidet.

So wird's gemacht:

1 Scheibe frische, geschälte Ingwerwurzel
1 Schuss frisch gepresster Zitronensaft
1 TL Süßholzwurzelstückchen

Die Zutaten mit einer großen Tasse abgekochtem Wasser überbrühen, fünf Minuten ziehen lassen und schluckweise gut warm während der Belastungszeit trinken.

SCHLAFSTÖRUNGEN

Es gibt die unterschiedlichsten Ursachen für Schlafstörungen. Falls keine Organerkrankungen oder schweren Depressionen zu Grunde liegen, können Sie oft schon durch einfache Änderungen der Lebensführung und ayurvedische Maßnahmen zu erholsamem Schlaf zurückfinden. Beachten Sie auf jeden Fall die folgenden ayurvedischen Empfehlungen:

- **Vermeiden Sie abends schwer verdauliches Essen.** Tierisches Eiweiß, dazu gehören Fleisch, Wurst, Käse, Fisch, Eier und Joghurt sind schwer verdaulich und belasten den Organismus, der nachts Ruhe und Erholung benötigt. Leicht verdaulich und den Stoffwechsel und Schlaf dagegen nicht beeinträchtigend sind schmackhafte Suppen (zum Beispiel Nudel-, Tomaten-, Kartoffel-, Gemüsesuppen), Nudel- und Reisgerichte, gedünstetes Gemüse oder leichtes Brot mit vegetarischem Belag. Wenn Sie Milch mögen und vertragen, dann sind auch Milchreis, Grieß- oder anderer Getreidebrei bekömmlich (besonders von Kindern geliebt).
- **Gehen Sie früh zu Bett.** Die beste Zeit einzuschlafen ist auf Grund von Biorhythmen vor 22 Uhr! Sie haben es sicher schon erlebt: Nach 21 Uhr werden Sie müde und schläfrig, nach 22 Uhr aber wieder wach und aktiv. Nach 21 Uhr wird Energie frei, die für Heilung und Regeneration gedacht ist. Die Stoffwechselorgane und das Nervensystem erholen sich am besten in der Pitta-Zeit der Nacht, also zwischen 22 und 2 Uhr. In dieser Zeit ist es viel schwieriger einzuschlafen als noch in der ausklingenden Kapha-Phase des Abends.
- **Trinken Sie ab Mittag keine koffeinhaltigen Getränke.** Schwarzer und auch grüner Tee regen lang anhaltend an, Kaffee, Espresso und Cappuccino stimulieren intensiver

und stören bei sensiblen Menschen auch noch nach vielen Stunden den Schlaf.

- **Schalten Sie abends ab!** Beschließen Sie den Tag bewusst, schreiben Sie gegebenenfalls auf, was Sie am nächsten Tag erledigen müssen, damit haben Sie das Thema aus dem Kopf. Vermeiden Sie abends aufregende Tätigkeiten. Genießen Sie lieber angenehmen körperlichen Ausgleich durch etwas Sport, einen erholsamen Spaziergang oder den Austausch mit Ihrer Familie oder mit Freunden.
- **Sorgen Sie für einen gesunden Schlafplatz.** Elektrische Geräte am Bett, Metallbetten oder Federkernmatratzen können im Nervensystem Spannungen aufbauen, die den Schlaf empfindlich stören. Abhilfe schaffen Netzfreischalter, behagliche Schlafunterlagen aus Naturmaterial und störungsfreie Schlafzimmer. Auch Verzerrungen des Erdmagnetfeldes durch Wasseradern oder andere naturgegebene Besonderheiten des Untergrundes können bekanntlich erhebliche Schlafstörungen verursachen. Viel diskutiert werden auch Freileitungen, Sendeanlagen, Mobilfunkstationen und die heute gebräuchlichen digitalen DECT-Telefone.
- **Hören Sie vor dem Schlafengehen einige Minuten Gandharva-Musik** (siehe Tipp Seite 67 – 69). Diese Musik ist eines der wirkungsvollsten und zuverlässigsten Mittel für gesunden und erholsamen Schlaf. Sie benötigen, wie beschrieben, ein gutes CD-Musikwiedergabegerät, einen bequemen Stuhl oder Ihr warmes Bett und etwas Zeit und Muße. Gandharva-Musik schenkt Gedankenruhe, geistigen Frieden und angenehme Träume.
- **Fördern Sie Ihren Schlaf durch beruhigende Aromen.** Bestimmte Düfte verhelfen zu ruhigerem und tieferem Schlaf: Lassen Sie in einer Duftlampe nachts einige Tropfen Vata-Aromaöl oder Nidraöl im Schlafzimmer verdampfen.

- **Gönnen Sie sich eine sanfte Fußmassage am Abend.** Ein Padabhyanga, ayurvedische Fußmassage mit Vata-Massageöl oder mit Mandelöl, bei heißen Füßen auch mit Ghee, beruhigt den Geist und entspannt (siehe Tipp Seite 58 f.).
- **Ein Tropfen Mandelöl in die Nase hilft, leichter einzuschlafen.** Nehmen Sie mit der Kleinfingerkuppe einen Tropfen Öl auf und reiben Sie ihn sanft in den Nasenvorhof ein, wo eine Reflexzone für das Nervensystem sitzt.

TIPP GEWÜRZMILCH FÜR GESUNDEN SCHLAF UND GUTE NERVEN

Milch ist nicht nur ein wertvolles Nahrungsmittel, sondern hat auch beruhigende und nervenstärkende Wirkungen, weshalb sie unter bestimmten Umständen bei manchen Typen und Störungen als Schlaftrunk verwendet werden kann.
Die Gewürzmilch

- hilft stark Vata-belasteten Menschen, die voller innerer Unruhe sind und deren Gedanken vor dem Einschlafen kein Ende finden, und
- ist eher für schlanke Personen geeignet.

So wird's gemacht:

1 Tasse vollwertige Milch (zum Beispiel Demeter- oder gute andere Vollmilch)
2–3 echte Safranfäden
1 kleine Messerspitze frisch geriebenes Muskatpulver
1 TL Ghee
je 1 Prise Kardamom, Zimt, Ingwer und Nelken

Die Milch mit den Zutaten kurz aufkochen. Vor dem Schlafengehen gut warm in kleinen Schlucken trinken.

Hinweis: Sie sollten die Gewürzmilch nur dann vor dem Schlafengehen trinken, wenn Sie nicht an Kapha-Störungen leiden (zum Beispiel Verschleimung, Bronchitis, schuppigen Hautausschlägen), eine leichte Abendmahlzeit hatten und grundsätzlich das Bedürfnis verspüren, vor dem Schlafen noch etwas zu sich zu nehmen. Sollten Sie sich jedoch vom Abendessen her noch voll fühlen oder gar grundsätzlich eine Abneigung gegenüber Milch haben oder diese nicht vertragen, dann ist diese Milch für Sie nicht geeignet.

Ayurvedische Wachmacher

Falls Sie sich trotz scheinbar gutem Schlaf morgens müde fühlen, helfen oft einfache ayurvedische Tipps:

- **Nehmen Sie Triphala zur Nacht.** Die Dosierung richtet sich nach dem Stuhlgang, der morgens angenehm und gut geformt abgehen sollte. Bei zu hoher Dosierung wird er breiig oder durchfallsartig. Die übliche Dosis liegt zwischen einer und fünf Tabletten. Triphala unterstützt den Reinigungs- und Regenerationsstoffwechsel der Nacht und fördert die Ausscheidung von Abfallprodukten und Unreinheiten des Körpers.
- **Bevorzugen Sie alternative Wachmacher.** Statt Bohnenkaffee sind die besseren Alternativen gegen die Müdigkeit am Morgen: Milch mit ayurvedischem Mandelmix, Kapha-Tee (siehe Tipp Seite 42 f.), ein Glas Wasser mit einem Schuss Zitronensaft und einem Teelöffel Honig (siehe Tipp Seite 112), Ingwertee (siehe Tipp Seite 97) und ayurvedischer Kaffee. Während des Vormittags sollten Sie zusätzlich noch mehrfach heißes Wasser (siehe Tipp Seite 30 – 33) in kleinen Mengen trinken.

- **Gönnen Sie sich ein Abhyanga mit Sesamöl.** Gute Dienste gegen die morgendliche Müdigkeit leistet eine Sesamölmassage (siehe Tipp Seite 52–55).

TIPP FENCHEL-INGWERTEE BEI UNERQUICKLICHEM SCHLAF

Falls Sie trotz tiefem Schlaf morgens nicht frisch und erholt aufwachen, liegt es meist daran, dass Ihr Verdauungssystem mit Ama (Stoffwechseltoxinen) belastet ist, die sich über Nacht ansammeln und eine wirkliche Erholung verhindern. Neben den obigen Empfehlungen hilft hier oft eine einfache Teemischung aus Fenchel, Ingwer und Kardamom. Dieser Schlaftee

- beruhigt und entspannt,
- fördert dadurch einen ruhigeren Schlaf,
- stärkt das Verdauungsfeuer und nimmt Blähungen und
- hilft dem Körper bei der Verbrennung und Ausleitung von Stoffwechselschlacken, die über Nacht anfallen und die Erholung im Schlaf erschweren.

So wird's gemacht:

1 TL ganze Fenchelfrüchte
1/2 TL Ingwerpulver oder 1 TL Ingwersaft oder eine Ingwerscheibe
1/2 TL Kardamompulver

Die Zutaten in einer Tasse Wasser aufbrühen, kurz ziehen lassen, abseihen und abends vor dem Schlafengehen trinken.

SCHLUCKAUF

Hartnäckiger Schluckauf, der auch durch Luftanhalten und geistige Ablenkung (»An drei kahlköpfige Männer denken«) nicht aufhört, kann äußerst quälend und schließlich sogar schmerzhaft sein. Ursache ist eine Fehlsteuerung des Zwerchfells, eine Störung im Zusammenspiel der beiden ayurvedischen Prinzipien *Udana-* und *Apana-Vata*. Apana bewegt alle Stoffe nach unten, Udana bringt sie dagegen nach oben. Das natürliche Gleichgewicht zwischen diesen Gegenspielern ist gestört, wobei Udana übererregt ist und durch den Schluckauf selbst ständig weiter aktiviert wird. Es muss daher Apana, die Abwärtsbewegung im Verdauungstrakt, angeregt werden, um den Schluckauf zu durchbrechen.

Versuchen Sie zuerst folgende Methoden:

- **Trinken Sie in großen Schlucken und in einem Trinkvorgang mehrere Tassen warmes Wasser oder Vata-Tee** (siehe Tipp Seite 41 f., Seite 30 – 33).
- **Wenden Sie Pranayama an** (Tipp Seite 64 f.).

TIPP HONIG MIT RIZINUS

Nicht als erste Maßnahme, aber als wirksame Möglichkeit bei beharrlichen Beschwerden erweist sich die Honig-Rizinus-Rezeptur nach Vasant Lad. Sie aktiviert das Apana-Prinzip und kann so den Schluckaufzwang durchbrechen. Rizinus wirkt in der angegebenen Dosis nur leicht abführend und verursacht keine Darmbeschwerden.

So wird's gemacht:
Einen Esslöffel Rizinus mit zwei Esslöffeln Honig vermischt einnehmen. Bei Notwendigkeit im Abstand von einer Stunde wiederholen.

SCHWANGERSCHAFT UND STILLPERIODE

Schwangerschaft

Die Entwicklung eines neuen Lebens nach der Zeugung findet ganz unter der Obhut und dem Schutz der werdenden Mutter statt. Was Sie fühlen und denken, was Sie tun, ob Sie schlafen oder wachen, ob Sie glücklich oder traurig sind, wie Sie sich ernähren: Ihr Kind erlebt alles aus seiner noch nicht begrenzten Bewusstheit mit. Es gibt viele wissenschaftliche Belege dafür, dass ein Embryo schon frühzeitig hören und spüren kann. Die Schwingungen der Mutter, ihr Atem, der Puls ihres Herzens, der Klang ihrer Stimme sind die Musik, die das Ungeborene von den frühesten Stadien seiner Entwicklung an wahrnimmt.

- **Befassen Sie sich mit schönen Dingen.** Achten Sie stets darauf, was in Ihr Bewusstsein dringt und was daher auch von Ihrem Kind miterlebt wird. Hören Sie angenehme Musik, genießen Sie die Schönheit der Natur, freuen Sie sich an entspannender Lektüre. Ihre innere Ruhe ist wichtig für Ihr Kind und prägt sein Gemüt. Streit, Aufregung, Stress oder den Anblick von Brutalität in Kino oder Fernsehen sollten Sie aus diesem Grund vermeiden.
- **Vedische Klänge fördern eine harmonische Entwicklung von Mutter und Kind.** Das Ungeborene ist noch nahe an der Quelle des Lebens, zart und fein in seiner Wahrnehmung. Es erlebt alles noch ursprünglicher und intensiver. Die vedischen Klänge sind die Melodien, aus denen die Natur das Leben selbst erschafft. Deshalb empfindet die noch ungeborene Seele eine tiefe Freude über die Rhythmen und Schwingungen dieser Musik, die unmittelbar zum Herzen gehen und in Mutter und Kind Harmonie erzeugen. Die geistige und körperliche Entwicklung des heranwachsenden Kindes kann durch die Gandharva-Musik sehr gefördert

werden. Sie tut auch der werdenden Mutter gut. Sie werden sich schon nach einigen Minuten ausgeglichen, glücklich und erfrischt fühlen. Nehmen Sie sich daher täglich etwas Zeit für Gandharva-Musik. Setzen Sie sich bequem in Ihren Lieblingssessel, legen Sie die Beine hoch und genießen Sie die angenehmen Melodien.

- **Unterstützen Sie die gesunde Entwicklung des Kindes und sich selbst durch eine ausgewogene Lebensweise.** Gehen Sie zeitig zu Bett, halten Sie tagsüber Ruhepausen ein und begeben Sie sich, wann immer möglich, in die Natur. Ernähren Sie sich ausgewogen und vitaminreich. Bevorzugen Sie eine bekömmliche vegetarische Küche (Buchtipp: Ernst Schrott: *Die köstliche Küche des Ayurveda*).
- **Rasayanas helfen bei Übelkeit und stärken Mutter und Kind.** Vor allem die ersten drei Monate der Schwangerschaft verlangen von der Mutter eine erhebliche geistige und körperliche Anpassung und Umstellung und werden oft von Übelkeit und Brechreiz begleitet. Das Wohlbefinden von Mutter und Kind während dieser Phase und auch in der gesamten Schwangerschaft kann aber durch so genannte *Schwangerschafts-Rasayanas* gefördert werden. Es sind traditionelle Nahrungsergänzungen, die helfen, die Doshas im Gleichgewicht zu halten. *In guter Hoffnung*, so heißt die natürliche Kräutermischung zur Harmonisierung der gesamten Schwangerschaft. Davon sollten Sie zweimal täglich eine Tablette mit etwas Milch oder mit warmem Wasser einnehmen.

Stillzeit

Die Zeit nach der Geburt ihres Kindes stellt für die Mutter oft eine besondere physische Belastung dar: unterbrochener Schlaf in der Stillphase, Pflege des Kindes, Sorge um sein Wohlergehen, hormonelle Umstellung des Körpers usw. Um Ihr Vata im

Gleichgewicht zu halten und gutes Kapha zu bewahren, das Ihr Kind geistig und körperlich nährt, stärkt und beruhigt, müssen Sie wichtige Regeln, vor allem die Ernährung betreffend, beachten:

- **Essen Sie immer in Ruhe, im Sitzen und mit Aufmerksamkeit.** Jede Aufregung oder Unruhe, die Sie beim Essen mit aufnehmen, überträgt sich beim Stillen auch auf Ihr Kind.
- **Essen Sie vor dem Stillen,** also nicht gleichzeitig selbst essen und stillen, und stillen Sie nicht hungrig.
- **Vermeiden Sie alle blähenden Speisen:** Lauch, Zwiebeln, Kohl, Kraut, zu viel Rohkost, Kartoffeln und Hülsenfrüchte. Vorteilhaft wegen des hohen Eiweißgehaltes sind jedoch Mungobohnen und rote Linsen, zubereitet als dünne Dhals. Verzichten Sie während der Stillzeit auch auf blähendes Brot, vor allem grobkörniges, frisches Vollkornbrot und Hefebackwaren. Auch kohlensäurehaltige Getränke können zu Blähungen beim Kind führen.
- **Vermeiden Sie zu schwere und saure Nahrungsmittel** und verzichten Sie auf Schokolade, Kaffee, Schwarztee, grünen Tee, Alkohol und natürlich Nikotin.
- **Trinken Sie warme Gewürzmilch** (siehe Tipp Seite 239) mit etwas Ghee, wenn Sie zwischen den Hauptmahlzeiten echten Hunger haben.
- **Ernähren Sie sich am besten von biologisch angebauten Lebensmitteln.**
- **Trinken Sie ausreichend,** vor allem beruhigende Tees und heißes Wasser (siehe Tipp Seite 30–33).
- **Hören Sie Gandharva-Musik.** Lassen Sie in dem Raum, in dem Sie mit Ihrem Kind ruhen oder schlafen, sanfte Maharishi-Gandharva-Musik ertönen (siehe Tipp Seite 67–69). Ihr Kind schläft dann ruhiger und entwickelt sich ausgegli-

chener. Diese Musik harmonisiert die Verdauung der Milch und der Beikost und unterstützt die Bildung von Ojas (siehe Seite 12 und Seite 248) aus der Nahrung.

TIPP ABENDTEE FÜR JUNGE MÜTTER

Dieser wohlschmeckende Tee aus zehn traditionellen Heilkräutern eignet sich besonders als Getränk für den Abend und hilft, die geistigen und körperlichen Ressourcen wieder herzustellen. Die ausgewogene Komposition aus Blättern, Wurzeln und Früchten tonisiert und beruhigt gleichermaßen. So kräftigen die Wirkstoffe aus den Heilwurzeln der indischen Nachtschatte oder der Baelfrucht den Magen-Darm-Trakt und wirken vor allem entblähend, was in der Stillzeit wichtig ist. Auch die Erdstachelnuss ist ein Stärkungsmittel und unterstützt die Regeneration nach der Geburt und in der Stillzeit. Dieser Tee

- beruhigt Vata,
- stärkt die Nerven und regeneriert die Energien,
- verbessert das Verdauungssystem und
- verringert damit auch Blähungen beim Kind, wenn es gestillt wird.

So wird's gemacht:
Einen Teebeutel auf eine kleine Kanne (halben Liter) heißes Wasser geben, überbrühen, fünf bis zehn Minuten ziehen lassen. In Ruhe abends trinken.

TIPP FENCHELTEE PLUS GEGEN BLÄHUNGEN UND FÜR NEUE ENERGIE

Fencheltee, auch eine Mischung aus Fenchel, Kümmel und Anis, den die stillende Mutter trinkt, hilft, Blähungen des Kindes zu verhindern. Der ayurvedische Fencheltee enthält zusätzlich Bockshornkleesamen, die im Ayurveda dafür bekannt sind,

- Vata im Verdauungstrakt zu reduzieren und
- dabei gleichzeitig Energie zu spenden.

So wird's gemacht:
Einen Teebeutel in einen halben Liter heißes Wasser geben, sieben bis zehn Minuten ziehen lassen. Mehrmals täglich eine Tasse in Ruhe und im Sitzen trinken.

SEXUALITÄT UND FRUCHTBARKEIT

Aus ayurvedischer Sicht sind Sexualität und Fruchtbarkeit an das *Shukra-Dhatu* gebunden. Es ist eines der sieben, im Ayurveda beschriebenen Körpergewebe und entspricht nach unserem westlichen Verständnis im engeren Sinne dem Keimzellgewebe von Mann und Frau. Allerdings hat es nach ayurvedischer Vorstellung eine weit umfassendere Bedeutung. Shukra ist die Venus im Menschen. Sie repräsentiert Schönheit, Ausstrahlung, künstlerisches Empfinden, Geschmack, die Freude an Wohlstand und Luxus, insgesamt ein reiches emotionales und sinnliches Leben, natürlich auch Fruchtbarkeit und Sexualität. Shukra ist das differenzierteste und feinste aller Körpergewebe. Es ist die siebte und letzte Struktur, die aus der Nahrung durch komplizierte Transformationsprozesse aufgebaut wird. Es enthält auch den genetischen Code, die gesamte Information für die Organisation und Funktion des eigenen Körpers und der zu zeugenden Nachfahren.

Um gutes Shukra zu entwickeln, braucht der Organismus *Ojas*, die feinstoffliche Glücksubstanz, die bei gesunder Verdauung, konstruktivem und kreativen Denken und einer ethisch einwandfreien und spirituell orientierten Lebensführung entsteht. Dies erklärt, warum im Maharishi Ayurveda so viel Wert auf gutes Ojas und gesundes Shukra gelegt wird. Um die Sexualkraft und Fruchtbarkeit zu erhalten oder zu stärken, gibt es daher natürliche und wirksame Empfehlungen und Therapien. Dazu gehören auch die so genannten *Vajikarana*, das sind pflanzliche Aphrodisiaka, natürliche Stärkungsmittel für Gesundheit, Fruchtbarkeit und Sexualkraft. Ihre umfassende Bedeutung wird im Zusammenhang mit dem tiefen Verständnis von Shukra und Ojas deutlich. So heißt es in der Charaka Samhita, einem der Urtexte des Ayurveda: *»Ein bewusster Mensch sollte regelmäßig Vaji-*

karana gebrauchen, weil von ihnen Tugend, Reichtum, Freude und Ruhm abhängen.«

Typische und häufig gebrauchte aphrodisierende Heilpflanzen und Gewürze, von denen Sie einige wieder in Ihrer Haus- und Gewürzapotheke finden (siehe Seite 81 – 112), sind:

- Ashwagandha-Wurzelpulver (Winterkirsche)
- Shatavari-Wurzel (indischer Spargel)
- Gokshura (Erdstachelnuss)
- Bockshornkleesamen
- Asafoetidapulver
- Angelika-Wurzel
- Ginseng-Wurzel
- Langkornpfeffer
- Safranpulver
- Basilikumkraut (Ocimum sanctum)
- Muskatnusspulver
- Süßholz-Wurzel
- Yams-Wurzel
- Indische Sandmalve (Bala-Wurzel)
- Ghee und Milch

Daraus lassen sich auf einfache Weise energiereiche Stärkungsmittel herstellen. Um aber die volle Wirkung solcher Rezepturen zu erhalten, ist es wieder wichtig, einige allgemeine Empfehlungen zu beachten:

- **Wählen Sie Ihre Nahrungsmittel gezielt aus.** Es gibt eine Reihe von Lebensmitteln, die Shukra kräftigen und die Fruchtbarkeit fördern. Der Maharishi Ayurveda unterscheidet hier zwei Arten: *Bringhana* sind Heilkräuter und Nahrungsmittel, die alle Körpergewebe stärken und dadurch auch Shukra nähren. *Vrishya*-Nahrungsmittel zielen dagegen direkt auf die Sexualgewebe und stärken diese spezifisch. Da nach ayurvedischer Vorstellung die ersten sechs Körpergewebe das »Rohmaterial« für das siebte Dhatu, das Fortpflanzungsgewebe, liefern, müssen für eine gesunde Sexualität und Fruchtbarkeit alle Dhatus gut funktionieren und gepflegt oder behandelt werden.

- **Betonen Sie in Ihrem Speiseplan Nahrungsmittel, die alle Körpergewebe und damit auch Shukra stärken:**
  - Frisches, biologisch angebautes Obst und Gemüse,
  - süße, saftige Früchte wie Mangos, Pfirsiche, reife Pflaumen und Birnen,
  - das volle Korn von Getreiden,
  - Milchprodukte wie Milch, Lassi, Panir (indischer Frischkäse aus Milch),
  - Mung-Dhal (Gericht aus Mungobohnen).
  - eingeweichte Mandeln und Walnüsse,
  - eingeweichte Trockenfrüchte: Datteln, Feigen, Rosinen,
  - ein gedämpfter Apfel zum Frühstück,
  - bei starker Verdauungskraft auch Urad-Dhal (in Indien- oder Asienläden erhältlich) mit Gewürzen wie Kurkuma, Kreuzkümmel, Zimt und Kardamom oder auch
  - eine in Ghee, Zimt und Kardamom gedünstete Banane.
- **Essen Sie bewusst auch die spezifisch Shukra stärkenden Nahrungsmittel:**
  - Spargel, Brokkoli,
  - Milch, Milch-Dattel-Shake, Milch-Mango-Shake,
  - Reispudding,
  - Gewürze wie Ajowan (siehe Tipp Seite 208), Kreuzkümmel (der die Gebärmutter bei der Frau und die Urogenitalorgane beim Mann reinigt), Kurkuma (verbessert die Interaktion zwischen Hormonen und Sexualorganen) und Schwarzkümmel.

- **Allgemein sollte Ihre Ernährung ausgewogen und abwechslungsreich sein,** um den Organismus mit allen erforderlichen Nährstoffen, Vitaminen, Mineralien und Spurenelementen zu versorgen.
- **Regelmäßiger, typgerechter Sport** (siehe Tipp Seite 70 f.) **setzt Verjüngungs- und Sexualhormone frei.**
- **Yoga-Asanas stärken spezifisch die energetischen Zentren.** Ein harmonisches Set einfach erlernbarer und durchzuführender Körperübungen aus dem Yogasystem reicht in der Regel völlig aus, die Energiezentren täglich wieder aufzuladen, Stress und Spannungen, die in der Muskulatur und im Nervensystem sitzen, abzubauen und auch die Spannkraft und sexuelle Energie zu erhalten und zu stärken (siehe *Ayurveda für jeden Tag*, Seite 64 – 77).
- **Sorgen Sie für ausreichend Schlaf und Entspannung, eine ausgewogene Lebensführung und balancieren Sie Ihre Doshas** (siehe Tipp Seite 16 – 23).
- **Nehmen Sie regelmäßig Rasayanas.** Das *Männer-* beziehungsweise *Frauen-Rasayana* stärkt allgemein die sexuellen Funktionen von Mann und Frau. Amrit Kalash (siehe Tipp Seite 43 f.) in allen Zubereitungsformen erhöht die Vitalkraft, verbessert Ojas und unterstützt den Aufbau gesunder Gewebe, auch und vor allem von Shukra-Dhatu. Weitere spezifische Rasayanas zur Förderung der Sexualkraft und der Fruchtbarkeit kann Ihnen Ihr Maharishi-Ayurveda-Arzt verschreiben. Rasayanas, die Sie selbst herstellen können, werden in den folgenden Tipps beschrieben, empfehlenswert sind auch Muskatmilch (siehe Tipp Seite 102), Basilikumtee (siehe Tipp Seite 89) und ein Bockshornkleesamen-Tonikum (siehe Seite 91).

TIPP ASHWAGANDHA-MILCH

Das Wurzelpulver der Winterkirsche (Sanskrit: *Ashwagandha*; botanisch: *Withania somnifera*) ist eines der berühmtesten ayurvedischen Rasayanas und Aphrodisiakas und daher in vielen Rezepten und Arzneien enthalten. Es nützt beiden Geschlechtern, stärkt aber vor allem die Sexualkraft des Mannes. Wissenschaftliche Untersuchungen ergaben, dass Ashwagandha die Fruchtbarkeit von Mann und Frau verbessert und die Spermienzahl um bis zu 40 Prozent erhöhen kann. Es gilt aber nicht nur als wertvolles, natürliches und unschädliches Sexualtonikum, sondern auch als allgemeines Stärkungs-, Verjüngungs-, Nerven- und Beruhigungsmittel. Die besten Wirkungen entfaltet die Heilwurzel in einer Milchabkochung. Sie ist im Fachhandel in Tablettenform erhältlich, die pulverisiert werden können.

Bei folgendem Rezept unterstützen der Langkornpfeffer als reinigendes und belebendes Rasayana, süßes Mandelöl, Ghee (siehe Tipp Seite 34–36) und Sharkara, der ayurvedische Zucker, die tonisierende Wirkung.
Die Ashwagandha-Milch

- nährt die Körpergewebe und kräftigt die Sexualorgane,
- stärkt mentale Funktionen wie Gedächtnis und Konzentration,
- beruhigt die Nerven und
- fördert einen gesunden und erholsamen Schlaf.

So wird's gemacht:

1 TL süßes Mandelöl
1 TL Ashwagandha-Wurzelpulver (4–5 Tabletten pulverisieren)
1 TL Ghee
1 TL Sharkara
3 Körner (Stangen) Langkornpfeffer

Die Zutaten in einer Tasse Milch bei kleiner Flamme einige Minuten abkochen. Warm trinken: morgens als Frühstücksgetränk, dann allerdings ohne weiteres Essen, oder abends, vor dem Schlafengehen. Das Getränk ist besonders bei Schlafstörungen zu empfehlen, allerdings nur bei guter Verdauungskraft und sehr leichtem Abendessen. Mindestens eine halbe Stunde Abstand zu einer Mahlzeit einhalten.

TIPP ASHWAGANDHA-TEE BEI MILCHUNVERTRÄGLICHKEIT

Sollten Sie Milch nicht mögen oder vertragen, dann kochen Sie nur das Wurzelpulver der Winterkirsche ab. Ein solcher Tee

- beruhigt und stärkt zugleich,
- bessert die Sexualfunktionen und
- trägt zur Steigerung des allgemeinen Wohlbefindens bei.

So wird's gemacht:
Drei Wurzelpulver-Tabletten zermahlen und in 100 Milliliter Wasser auf 25 Milliliter herunterkochen. Diese Menge morgens und abends mit etwas Sharkara gesüßt trinken.

TIPP SAFRAN IN HEISSER MILCH

Safran ist ein altbekanntes Sexualtonikum. Echter Safran ist sehr teuer, in arabischen Ländern ist er günstiger zu erhalten. Achten Sie unbedingt auf Echtheit!

Die Safran-Gewürzmilch

- stärkt die Sexualkraft und das Liebesverlangen,
- kräftigt allgemein,
- wirkt beruhigend und
- fördert den Schlaf.

So wird's gemacht:

3 echte Safranfäden
1 TL Ghee
1 TL Sharkara
2–3 Nelkenstücke

Die Zutaten in einer Tasse Milch aufkochen. Vier bis sechs Wochen lang abends vor dem Schlafengehen trinken. Auf ein leichtes Abendessen achten.

TIPP SHATAVARI-MILCH

Was die Ashwagandha-Wurzel für den Mann, das ist Shatavari für die Frau. Shatavari (indischer Spargel; *Asparagus racemosus*) ist ebenfalls in vielen ayurvedischen Heilpflanzenpräparaten enthalten. Besonders in Verbindung mit Milch und Ghee und im folgenden Rezept auch mit Langkornpfeffer und Sharkara

- beseitigt Shatavari sexuelle Schwäche,
- ist bei manchen Formen der Unfruchtbarkeit heilsam,
- fördert die Milchbildung,
- hilft bei Stimmungslabilität und sexueller Schwäche während der Wechseljahre und
- unterstützt die Rekonvaleszenz nach auszehrenden und schwächenden Krankheiten.

So wird's gemacht:

1 TL Ghee
1 TL Sharkara
3 Körner Langkornpfeffer
1 TL Shatavari-Pulver

Die Zutaten in einer Tasse Milch aufkochen. Ein- bis zweimal täglich eine Tasse trinken, dabei mindestens eine halbe Stunde Abstand zu einer Mahlzeit einhalten.

TIPP SHATAVARI-GEWÜRZTEE BEI MILCHUNVERTRÄGLICHKEIT

Als Gewürztee mit Süßholzwurzel, Nelken und Hibiskusblüten entfaltet die Shatavari-Wurzel ebenfalls ihre wohltuend tonisierende Wirkung. Dieser Tee

- hilft menstruelle Störungen zu regulieren,
- stärkt die Abwehrkräfte und
- wirkt allgemein energetisierend.

So wird's gemacht:

1 TL Shatavari-Pulver
2–3 Nelkenstücke
1 TL Süßholz-Wurzel
$^1/_2$ TL Hibiskusblüten

Die Zutaten in eine große Tasse geben, mit heißem Wasser überbrühen und zehn Minuten ziehen lassen. Ein- bis zweimal täglich eine Tasse trinken.

Oder ein etwas einfacheres Rezept: Einen Teelöffel Shatavari-Pulver in 100 Milliliter Wasser auf 25 Milliliter herunterkochen. Zweimal täglich, mit etwas Sharkara gesüßt, trinken.

TIPP ALOE-VERA-TONIKUM FÜR MANN UND FRAU

Ein wirksames Verjüngungs- und Stärkungsmittel für Mann und Frau ist eine Mischung aus Aloe-vera-Gel und Gelbwurzpulver. Es

- reguliert die Darmperistaltik,
- verbessert das Verdauungsfeuer, entbläht und führt mild ab,
- stärkt zudem die Sehkraft und
- balanciert alle drei Doshas.

So wird's gemacht:
Zwei Teelöffel Aloe-vera-Gel mit einer Prise Kurkuma verrühren und dreimal täglich mit etwas Wasser oder Apfelsaft verdünnt einnehmen.

SONNENBRAND

Vermeiden Sie Sonnenbrand, die Gefahr der Entwicklung von Hautkrebs ist erheblich. Wenn Sie sich auf schonende Weise bräunen möchten, dann sollten Sie die milden Strahlen der Morgensonne nützen. Während der Kapha-Zeit des Vormittags (6 bis 10 Uhr) ist das Sonnenlicht moderat und sogar heilend, vor allem bei Ekzemen oder Schuppenflechte. Was die Bräunung betrifft, sollten Sie Ihre Haut auch morgens nur eine begrenzte Zeit der Sonne aussetzen. Übrigens, nicht nur Sonnencremes schützen, auch pflanzliche Öle filtern nachgewiesenermaßen das UV-Licht. Ein morgendliches Abhyanga mit Sesamöl oder einem anderen typgerechten Massageöl pflegt also nicht nur die Haut, sondern schützt sie auch (siehe Tipp Seite 52 f.).

Ist dennoch ein Sonnenbrand aufgetreten, dann helfen einfache ayurvedische Maßnahmen:

- **Trinken Sie Pitta-Tee und Lassi,** beide gleichen das im gesamten Organismus erhöhte Pitta aus.
- **Halten Sie sich, wenn möglich, in abgedunkelten und kühlen Räumen auf.**
- **Verwenden Sie Pitta-Aromaöl als Parfum oder in der Duftlampe.**

TIPP KOKOSÖL KÜHLT UND LINDERT DEN SCHMERZ

Das Öl der Kokosnuss kühlt unter allen Pflanzenölen am besten Pitta. Falls Sie Kokosöl zu Hause haben, können Sie so wirksam die Hautentzündung und die brennenden Schmerzen lindern. Aber auch Ghee und Aloe-vera-Saft oder -Gel, die Sie sanft auftragen, eignen sich zur kühlenden und entzündungshemmenden Pflege der Haut.

So wird's gemacht:
Kokosöl sanft auf die geröteten Hautstellen auftragen und offen einwirken lassen. Nur mit weichen Kleidungsstücken abdecken.

ÜBERGEWICHT UND ENTSCHLACKUNG

Essen hat zwei Aspekte: Aufnahme von Nährstoffen und Balance der Doshas. Bestimmte Nahrungsqualitäten wie süß und schwer beruhigen Vata und vermehren Kapha, andere wie scharf und heiß aktivieren Pitta usw. Solange unsere Wahrnehmung nach innen stimmt, spüren wir genau, was uns gut tut und damit auch die Doshas im Gleichgewicht hält. Übergewicht, wenn nicht durch organische Erkrankungen oder Medikamente bedingt, ist die Folge einer gestörten Wahrnehmung für die wahren Bedürfnisse des Körpers und des Geistes. Es gibt daher im Prinzip zwei sehr unterschiedliche Ursachen für Übergewicht. Die eine betrifft Kapha, die andere Vata. Die übergewichtigen echten Kapha-Typen sind die Genießer, ausgeglichene Persönlichkeiten, denen Mutter Natur die Liebe zu den kulinarischen Genüssen bereits in die Wiege gelegt hat. Sie essen gerne und gut, wissen es und geben das auch zu. Sie überhören dabei allzu oft die mahnende Stimme der Doshas, die sich meldet, wenn ein Stück Sahnetorte zu viel ihr Gleichgewicht zu Gunsten von Kapha verschiebt. Dem echten Kapha-Typen tut eine Entschlackungskur von Zeit zu Zeit, vor allem in den Kapha-belasteten Jahreszeiten Frühjahr und Herbst, gut, er fühlt sich während und nach der Kur wohl und kann auch für längere Zeit sein Gewicht wieder balancieren.

Anders verhält es sich aber bei den scheinbaren Kapha-Typen, bei denen in Wirklichkeit ein Zuviel an Vata die Ursache von Übergewicht ist. Stress, Sorgen, Kummer, Mangel an Liebe und Zuwendung, verschiedene Probleme können ursächlich zu Grunde liegen und Vata gehörig aus dem Lot bringen. Mit Süßigkeiten kann man sich zwar trösten, kurzzeitig etwas Glück und Freude erzeugen, wenn aber Liebe, Zuwendung und Selbstachtung fehlen, können sie auf Dauer nicht durch Essen kompensiert werden. Die Neigung, Gewicht anzusetzen, selbst wenn jemand nur bescheiden und kalorienarm isst, resultiert, wenn wir es aus dem Blickwinkel der Doshas betrachten, häufig aus einem stark belasteten und instabilen Vata, das durch den Aufbau eines Schutzmantels aus Kapha gestärkt wird. Bei der Beseitigung dieser häufigen Ursache von Übergewicht helfen natürlich selten Fastenkuren und asketische Diäten, wie man hinreichend weiß, denn diese nehmen ja den Schutzschild weg und vermehren gleichzeitig Vata, was das eigentliche Problem nur verdeutlicht und auf kurz oder lang zum Rückfall in die gewohnten Schutzmechanismen führt.

Der richtige Weg lautet: Glücklich schlank! Beachten Sie folgende Empfehlungen:

- **Fasten Sie nicht, sondern lernen Sie zu essen und dabei glücklich zu sein.** Genießen Sie Ihr Essen, erfüllen Sie die Bedürfnisse Ihres Körpers und freuen Sie sich am Geschmack der Speisen.
- **Achten Sie auf Ihren natürlichen Sättigungspunkt.**
- **Essen Sie sehr regelmäßig.**
- **Essen Sie auf keinen Fall zwischendurch,** sondern beschränken Sie sich auf die drei Hauptmahlzeiten. Beachten Sie dabei die allgemeinen ayurvedischen Essensregeln (siehe Seite 25–29).
- **Trinken Sie konsequent heißes Wasser** (siehe Tipp Seite 30–33).
- **Trinken Sie Vata-Tee, mehrere Tassen täglich.**
- **Trinken Sie drei Schluck raumtemperiertes Wasser mit einem Teelöffel Honig** vor dem Essen und ein Glas Wasser mit einem Teelöffel Honig nach dem Essen. Beides reduziert das Körpergewicht.
- **Erkennen Sie die möglichen geistigen Ursachen für das Ungleichgewicht von Vata und Kapha** und erler-

nen Sie Übungen zur Harmonisierung der Persönlichkeit wie Transzendentale Meditation (siehe Tipp Seite 62 f.) und Yoga (siehe Tipp Seite 66).

- **Schenken Sie sich in kleinen Schritten das, was Sie wirklich brauchen:** Liebe, Zuwendung, Ruhe, Schlaf, Erholung, Zusammensein mit Freunden, berufliche oder private Veränderungen etc. Das Leben ist zur Freude da, und Sie verfügen über alle Möglichkeiten, Ihr Leben nach Ihren Wünschen zu gestalten. Bedenken Sie, dass alle Ereignisse und Begegnungen in Ihrem Leben Ausdruck Ihres Bewusstseins sind, der unzähligen Entscheidungsprozesse Ihres täglichen Denkens, Fühlens und Handelns.
- **Geben Sie unechtem Appetit durch Stress keine Chance.** Wenn Stress oder auch Müdigkeit Anlass für den Griff zu Süßigkeiten oder einer Zwischenmahlzeit sind, helfen heißes Wasser, in kleinen Schlucken und kurzen Abständen getrunken, eine oder zwei Tassen Ingwertee (siehe Tipp Seite 97), eine bis zwei Tassen Vata-Tee oder ayurvedisches Minzöl, zwei Tropfen in heißes Wasser gegeben und in kleinen Schlucken getrunken. Bei gewohnheitsmäßigem Verlangen nach Obst zwischen den Mahlzeiten prüfen Sie sich, ob Sie nicht einfach nur Durst haben, der durch das Fruchtwasser gestillt wird. Ein Glas frischer Obst- oder Gemüsesaft oder einfach nur reines Wasser stillt möglicherweise sofort das Verlangen nach Essen. Obst ist zwar relativ leicht verdaulich. Zwischendurch gegessen regt es jedoch das Appetitzentrum an und unterbricht zudem den Verdauungsvorgang, der noch mit dem Verwerten der vorangegangenen Mahlzeit beschäftigt ist. Obst ist eine häufige Ursache für Blähungen, wenn es unkontrolliert und häufig zwischendurch gegessen wird.

- **Achten Sie auf regelmäßige, leichte und angenehme körperliche Bewegung** (siehe Tipp Seite 70 f.). Fettgewebe, das sich einmal festgesetzt hat, ist ziemlich schwerfällig und »wenig intelligent«. Man muss es manchmal überlisten: Bei Gewohnheitshunger, der objektiv betrachtet eigentlich gar nicht sein dürfte, da Sie vielleicht erst vor drei Stunden ausreichend gegessen haben, hilft das Prinzip »Bewegung«. Übergewicht ist ein Übermaß an Kapha. Vata, also Bewegung, wirkt dem effektiv entgegen. Beachten Sie aber: Alle *gewohnten* Aktivitäten (Haus- oder Gartenarbeit etc.) stimmen Ihren Stoffwechsel nicht so richtig um. Es bedarf schon einer intensiveren körperlichen Betätigung, um die Fettverbrennung anzuregen und die Reserven des Körpers zu mobilisieren. Wichtig ist *regelmäßige* körperliche Aktivität. Üben Sie mehrmals täglich *Suryanamaskar*, den so genannten »Sonnengruß« (siehe *Ayurveda für jeden Tag*, Seite 64–67), mindestens drei bis acht Durchgänge. Suryanamaskar ist eine sehr effektive Gymnastik, die vor allem Ebenmaß verleiht: Der Speck wird gerade dort am besten abgebaut, wo man ihn nicht haben möchte – an den Hüften und Oberschenkeln. Die Übung hat zudem den Vorteil, dass sie einfach zu lernen und nahezu überall ohne große Umstände ad hoc ausgeführt werden kann. Auch ein flotter Spaziergang, Powerwalking, Nordic Walking oder Bergwandern und Radfahren sind günstige Bewegungs- und Sportarten zum Abnehmen.
- **Garshan-Massage aktiviert die Fettverbrennung,** belebt und erfrischt und tut obendrein der Seele gut. Um den Stoffwechsel anzuregen, können Sie täglich ein so genanntes *Garshan*, eine Trockenmassage mit Seidenhandschuhen, durchführen. Orientieren Sie sich dabei am Ganzkörperabhyanga; an den Gelenken kreisende Bewegungen, an den

übrigen Körperteilen Aufwärts- und Abwärtsbewegungen (siehe Tipp Seite 52–55).

- **Panchakarma ist in hartnäckigen Fällen die effektivste Methode, um abzunehmen.** Das Essen ist vegetarisch und leicht verdaulich, die Umgebung ist harmonisch und entspannend, die Behandlungen wirken intensiv entschlackend. Nicht nur überschüssiges Fett wird abgebaut, auch alle Arten von Toxinen werden ausgeschieden, die ihrerseits zu körperlichem und seelischem Ungleichgewicht führen und oft die herkömmlichen Schlankheitskuren beschwerlich und frustrierend werden lassen. Nach einer Panchakarma-Kur, die nur von fachlich kompetenten ayurvedischen Kliniken und Gesundheitszentren durchgeführt werden sollte, stabilisiert sich Ihr Gewicht. Sie bleiben fit und ausgeglichen und folgen ganz natürlich einem neuen gesünderen Lebensrhythmus.

TIPP DIE MILDE REISFASTENKUR

Ein dosiertes und mildes ayurvedisches Reisfasten befreit den Körper von angesammeltem Ballast. Wer dazu neigt, übermäßig Kapha anzuhäufen, dem hilft sie auf angenehme Weise, ins Gleichgewicht zu kommen. Auch als Entschlackungskur im Frühjahr und Herbst, nach ungesundem Essen oder zur Vorbeugung in größeren, aber regelmäßigen Abständen durchgeführt, hat sich das Reisfasten bestens bewährt. Diese milde Kur

- leitet aus und reinigt,
- beseitigt Blähungen und Übersäuerung,
- normalisiert den Stuhlgang,
- reduziert das Körpergewicht,
- baut überschüssiges Kapha ab, ist daher auch zur Behandlung von Frühjahrsmüdigkeit, Verschleimung, Völlegefühl, Heuschnupfen und anderen Kapha-Störungen geeignet.

So wird's gemacht:

1. Besorgen Sie sich alle Zutaten und planen Sie ein ruhiges Wochenende. Sie brauchen Zeit und Ruhe und sollten sich gründlich regenerieren können. Bitte sprechen Sie Ihr Vorhaben gegebenenfalls mit Ihrem Arzt ab.
2. Gehen Sie während der Kur zeitig zu Bett.
3. Trinken Sie ausreichend, vor allem warme Getränke und besonders das heiße Wasser (vorschriftsmäßig zubereitet und häufig in kurzen Abständen trinken, siehe Tipp Seite 30–33). Auch ein erfrischender Ingwertee entschlackt, regt den Stoffwechsel an und wirkt gegen Verdauungsbeschwerden beim Fasten (Zubereitung siehe Tipp Seite 97).
4. Bewegen Sie sich in der freien Natur, ohne den Körper zu überanstrengen. Ein Spaziergang morgens und abends ist sehr zu empfehlen.

5. Nach dem Essen sollten Sie etwa zehn bis 15 Minuten ruhen und sich dabei auf die linke Seite legen. Durch diese Lage werden die Funktionen von Magen und Darm angeregt.

Erster bis dritter Tag: Reissuppe:
Vom ersten bis dritten Tag gibt es morgens, mittags und abends eine Reis-Mungdhal-Suppe. Richtig zubereitet sättigt sie und beruhigt den Darm, bindet Darmgifte und sorgt für Wohlbefinden, obwohl Sie sonst nichts essen.

Zwei Esslöffel Basmatireis und zwei Esslöffel Mungobohnen in 0,6 Liter Wasser etwa eine Stunde langsam köcheln lassen. Während des Kochens kann, nach Bedarf und Geschmack, etwas Salz, Kreuzkümmel, Ingwerpulver oder Gelbwurz hinzugefügt werden. Diese Menge ist ausreichend als Mahlzeit für eine Person.

Vierter Tag: Abführen
Nehmen Sie *frühmorgens* (beste Zeit vor 6 Uhr) anstatt eines Frühstücks 20 bis 35 Milliliter Rizinusöl (aus der Apotheke), eingerührt in eine Tasse frisch gepressten Orangensaft. Eine Menge von durchschnittlich 30 Milliliter Öl führt mild ab, in der Regel folgen innerhalb von zwei Stunden drei bis vier Stuhlentleerungen. Im Gegensatz zu einer weit verbreiteten Meinung verursacht Rizinus keine Darmbeschwerden und ist in der angegebenen Dosierung kein drastisches Abführmittel. Gegenüber dem in der westlichen Naturheilkunde meist verwendeten Glaubersalz hat es den Vorteil, nicht im Dickdarm, sondern im Dünndarm abzuführen, wo sich nach drei Tagen konzentriert Stoffwechseltoxine angesammelt haben.

Vorsicht ist für kreislaufschwache Personen geboten! Der Blutdruck kann beim Abführen unter Umständen stark absinken. Trinken Sie daher ausreichend und lassen Sie sich gegebenenfalls vor der Kur von Ihrem Arzt beraten.

Mittags nehmen Sie als Erstes ein erfrischendes Lassi (siehe Tipp Seite 37f.) oder nochmals die Reissuppe (wie oben beschrieben) zu sich.

Abends gibt es erstmals etwas leicht verdauliches Gemüse als Suppe (zum Beispiel Zucchini-, Fenchel-, Brokkoli- oder Karottensuppe), eventuell mit trockenem Brot (Knäcke, gelagertes Brot).

Fünfter Tag: Kostaufbau

Ab dem fünften Tag kehren Sie behutsam zu Ihrer Normalkost zurück. Beachten Sie dabei aber die ayurvedischen Ernährungsregeln (siehe Seite 25–29). Schaffen Sie neue, das heißt gute Essgewohnheiten.

TIPP DREIFACHE SCHÄRFE – EIN STOFFWECHSELAKTIVATOR

Wenn Sie morgens mit dick belegter Zunge erwachen, Körper und Geist sich schwer und träge fühlen und Sie den Tag ohne Appetit beginnen, dann ist das folgende Rezept ein Energiespender: *Trikatu* – die dreifache Schärfe – vereint die Wirkungen von Ingwer, Langkornpfeffer und schwarzem Pfeffer. Diese Gewürze aktivieren Agni, das Verdauungs- und Stoffwechselfeuer, beleben Körper und Geist und reinigen den Organismus von Ama, den Schlackenstoffen.

So wird's gemacht:

$^1/_2$ TL Trikatu-Pulver

$^1/_2$ TL Honig

Die Zutaten in einem Glas warmen Wasser verrühren und morgens vor dem Frühstück trinken.

Hinweis: Dieses Rezept ist wegen seiner Schärfe *nicht* geeignet bei empfindlichem Magen, Magenschleimhautentzündungen oder -geschwüren.

VERBRENNUNGEN UND VERBRÜHUNGEN

Größere Brand- und Brühverletzungen müssen grundsätzlich ärztlich behandelt werden. Kleinere, bei denen sich die Haut lediglich gerötet oder sich eine Blase gebildet hat, können Sie mit ayurvedischen Hausmitteln selbst behandeln und dadurch die Beschwerden lindern und die Abheilung beschleunigen.

TIPP GHEE KÜHLT UND SCHÜTZT

Schon zu Großmutters Zeiten hat man Butterschmalz auf einfache Brandwunden gegeben. Es kühlt und schützt die verletzte Stelle durch einen dünnen Fettfilm, der die Entzündung beruhigt.

So wird's gemacht:
Etwas Ghee (siehe Tipp Seite 34–36) dünn auf die Wunde auftragen, trocken und steril abdecken.

TIPP ALOE-VERA-GEL KÜHLT UND BESCHLEUNIGT DIE REGENERATION DER HAUT

Die Aloe kühlt nicht nur, sie beschleunigt auch die Neubildung von Hautzellen an den verletzten Stellen.

So wird's gemacht:
Etwas Aloe-vera-Gel oder -Frischsaft dünn auf die Wunde auftragen, eintrocknen lassen, steril abdecken oder offen lassen. Der Aloe kann eine Messerspitze Kurkuma beigemischt werden, was die Wirkung erhöht, aber die Haut bis zum nächsten Waschen gelb färbt.

WARZEN

Warzen sind Symptome einer Virusinfektion, die aus ayurvedischer Sicht auf Grund von Ama bei gestörtem Verdauungsstoffwechsel, geschwächtem Immunsystem und nervösen Störungen (vermehrte Schweißneigung) auftritt.

Neben einer lokalen Behandlung sollten Sie

- **die allgemeinen ayurvedischen Essensregeln beachten** (siehe Seite 25–29),
- **Vata regulieren** (siehe Seite 16 f.) und
- **das Immunsystem stärken,** zum Beispiel mit Amrit Kalash (siehe Tipp Seite 43 f.) oder mit *Ayurimmun-Tabletten.*
- **Auch blaues Licht kann helfen.** Wenn Sie eine Farblampe mit blauem Licht besitzen, »bestrahlen« Sie die Warzen täglich für 15 Minuten mit Farblicht.

TIPP WEIHRAUCHÖL

Das antiseptisch wirkende ätherische Öl des Weihrauchbaumes lässt oft die Warzen abheilen.

So wird's gemacht:
Betupfen Sie die Warzen dreimal täglich mit arabischem oder afrikanischem Weihrauchöl. Ähnlich wirksam ist ayurvedisches Minzöl, das Sie vergleichbar anwenden können. Eine Behandlung über mehrere Wochen ist erforderlich.

WECHSELJAHRE

Die Wechseljahre von Mann und Frau sind Krisenzeiten, die Chancen beinhalten. Sie sind geprägt von Veränderung und Abschied, aber auch von Neubeginn und der Suche nach höheren Werten. Mann und Frau können also in der zweiten bedeutenden Übergangsphase des Lebens, in der es, wie in der Pubertät, oft überschießende Ausbrüche von Pitta und Vata gibt, sehr viel Sinnvolles unternehmen. Sie können in diesen wertvollen Jahren den Grundstein für einen weiteren wichtigen Lebensabschnitt legen.

Einige Tipps helfen auf jeden Fall, die Doshas in der Balance zu halten, körperliche Beschwerden zu lindern und die Emotionen ins Gleichgewicht zu bringen:

- **Bei Hitzewallungen trinken Sie regelmäßig Pitta-Tee.**
- **Aromaöle helfen, die Doshas auszugleichen.** Wählen Sie Vata-Öl, wenn Sie sich nervös und angespannt fühlen. Pitta-Öl kühlt bei Hitzewallungen und emotionaler Gereiztheit. Kapha-Öl belebt und verleiht Schwung, wenn Sie sich müde, schwerfällig und träge fühlen.
- **Farben haben einen großen Einfluss auf das körperliche und psychische Wohlbefinden.** Achten Sie daher auf die richtigen Farbtöne Ihrer Kleidung. Rote, grelle, bunte Töne verstärken Pitta. Wenn also Ihr Gesicht schon kräftig durchblutet ist und Ihnen die Hitze öfters in den Kopf schießt, dann sollten Sie nicht auch noch ein knallrotes Kleid tragen, auch wenn Ihnen dieses sonst auf Grund Ihres Typs gut steht. Ausgleichender sind dagegen kühlende, erdende Farbtöne: ein kühles Blau oder ein sanfter Pastellton zum Beispiel.

- **Gandharva-Musik bei Schlafstörungen mit innerer Unruhe.** Hören Sie regelmäßig fünf bis zehn Minuten Maharishi-Gandharva-Musik abends vor dem Schlafengehen. Sie sollten möglichst noch vor 22 Uhr im Bett liegen und das Licht ausgeschaltet haben – aus den Gründen, die ich zum Thema Schlafstörungen (siehe Seite 237–241) ausführlich erläutert habe. Auch die vielen weiteren Tipps, die ich dort beschrieben habe, also zum Beispiel Vata-Tee, leichtes Abendessen, Abendspaziergang etc. gelten hier ebenso und sind hilfreich.
- **Sonne, Körperübungen, frische Luft.** Nutzen Sie die beruhigenden und ausgleichenden Kräfte der Natur. Gehen Sie viel wandern und spazieren, genießen Sie die Morgensonne mit ihrer besänftigenden und nervenstärkenden Heilkraft und betreiben Sie regelmäßigen und Ihrem Körpertyp angepassten Sport. Es kommt dabei nicht auf Höchstleistungen an – dadurch fördert man das Altern –, sondern auf leichte und angenehme Bewegung, bei der Sie sich gerade so richtig wohl fühlen. Körperliche Betätigung, Bewegung in der Natur, im Licht der Sonne, sind wirkungsvolle Vorbeugungsmaßnahmen gegen Osteoporose, und Sie erhalten Jugendlichkeit, Frische und Ausgeglichenheit.
- **Ein Abhyanga gehört zu den besonders zu empfehlenden Anwendungen in den Wechseljahren.** Die oft schon zu Trockenheit neigende Haut wird geschmeidiger, damit beugen Sie auch der Faltenbildung vor. In der Haut sitzen außerdem die Reflexzonen für die inneren Organe. Diese werden durch die Ölmassage in ihrer Funktion angeregt. Da in unserer Haut auch alle Gefühle gespeichert sind, wirkt die sanfte und entspannende Behandlung wie eine Seelenmassage. Sie werden sich nachher wesentlich integrierter und stabiler fühlen.

- **Yoga-Asanas verjüngen, stärken die Lebensenergien und tragen sehr zur Balancierung der Hormone bei.** Ein einfaches Set von Yoga-Übungen, die besonders für den westlichen Menschen geeignet sind, finden Sie zum Beispiel in meinem Buch *Ayurveda für jeden Tag* (siehe Seite 64–77).
- **Meditation.** Es gibt eine Reihe wissenschaftlicher Untersuchungen, die eine stark verjüngende Wirkung der Transzendentalen Meditation bei längerer und regelmäßiger Ausübung nachweisen. Die TM hilft vor allem, auch emotional ausgeglichener zu sein, aktiviert die Selbstheilungskräfte und regeneriert den Organismus (siehe Tipp Seite 62 f.).
- **Gesunde Ernährung ist jetzt besonders wichtig.** Milch und Milchprodukte, süß schmeckende Speisen aus natürlichen Nahrungsmitteln, feine Getreideprodukte und Ghee (Herstellung siehe Seite 35 f.) sind für diese Zeit die richtigen Nahrungsmittel. Vermeiden Sie zu scharfes, saures und salziges Essen, da es Pitta erhöht. Verzichten Sie auch auf blähende Speisen, sie vermehren Vata, das in dieser Lebensphase ohnehin im Übermaß vorhanden ist. Das Essen sollte besonders ausgewogen sein und alle Nährstoffe, Mineralien und Vitamine enthalten, die zur Versorgung der Körpergewebe erforderlich sind.
- **Rasayanas unterstützen den Stoffwechsel und versorgen den Körper mit wichtigen Nährsubstanzen.** Sehr zu empfehlen ist hier das Amrit Kalash (siehe Seite 43 f.). Weitere Ayurveda-Präparate, die gegen Wechseljahrsbeschwerden eingesetzt werden können, sind *Midlife I* und *II* oder das so genannte *Frauen-Rasayana*, das auch in den Wechseljahren unterstützend wirkt.

- **Zeit ist jetzt ein wichtiges Thema.** Nehmen Sie sich bewusst mehr Zeit für sich selbst. Wenn Sie bisher viel gearbeitet haben, dann genießen Sie ab jetzt mehr Freizeit. Lesen Sie mehr, erfreuen Sie sich an der Natur, erleben Sie Ihren Körper neu, gönnen Sie ihm viel Erholung, angenehmen Sport und die Fröhlichkeit eines unbeschwerten Herzens. Wechseljahre sind auch Besinnungsjahre. Sie dienen der Neuorientierung und dem Finden höherer Werte und damit der Entdeckung inneren Friedens, letztlich dem wichtigsten Ziel des menschlichen Lebens.

TIPP GEWÜRZTEE GEGEN HITZEWALLUNGEN

Ein Aufguss aus drei heilkräftigen Gewürzen ist ein gutes Hausmittel gegen Beschwerden in den Wechseljahren, vor allem gegen die Hitzewallungen, bei denen Vata ins Pitta-Feuer bläst und die Hitze nach oben, in den Kopf steigen lässt. Koriander gleicht überschießendes Pitta aus. Kreuzkümmel und Fenchel beruhigen vor allem Vata.

So wird's gemacht:

1 TL Korianderpulver
1 TL Kreuzkümmelpulver
1 TL Fenchelfrüchte

Die Zutaten in einer großen Tasse mit heißem Wasser überbrühen, fünf bis zehn Minuten ziehen lassen, abseihen. Ein- bis dreimal täglich eine Tasse trinken.

TIPP WOHLDUFTENDE SCHÖNHEITSBÄDER

Körper und Seele der Frau in den Wechseljahren brauchen besondere Zuwendung und Aufmerksamkeit. Neben der täglichen Pflege der Haut, die vermehrt zu Falten neigt, kann ein wohlduftendes ayurvedisches Verwöhn-Bad Erfrischung und Erholung schenken und dabei gleichzeitig die Doshas ausgleichen und Haut und Körper verjüngen und pflegen.
Je nach Badezusatz können Sie vermehrt Vata oder Pitta oder beides beruhigen:

- Chrysanthemenblüten und Pfefferminze gleichen Pitta aus, wirken kühlend und erfrischend.
- Rosenblüten und Rosenblütenessenz sowie Jasmin balancieren Vata und Pitta.
- Ein Milch-Honig-Bad pflegt die Haut und beruhigt ebenfalls Vata und Pitta.
- Lavendel entspannt, klärt den Geist und gleicht Vata aus.
- Auch Weihrauch beruhigt Vata und kühlt Pitta.

So wird's gemacht:
Für ein Milch-Honig-Bad ein bis zwei Tassen Milch oder Sahne, eine Tasse Blütenhonig und einige Tropfen eines ätherischen Öls in das Badewasser geben.

Für ein Blüten- oder Aromabad benötigen Sie eine Hand voll frische oder getrocknete Blütenblätter und einige Tropfen des ätherischen Öls.

Genießen Sie Ihr Bad bei sanfter Musik und ruhen Sie sich nach dem Baden mindestens eine halbe Stunde aus. Trinken Sie dabei einen beruhigenden Kräutertee, zum Beispiel ayurvedischen Vata- oder Golden-Transition-Tee.

ZAHNFLEISCHBLUTEN

Empfindliche Zahnhälse, schnell blutendes Zahnfleisch oder Zahnfleischschwund bis hin zur Parodontose sind aus ayurvedischer Sicht Ausdruck einer chronischen Fehl- und Mangelernährung, bei der auch und vor allem Ama entsteht, das den Nährboden für Infektionen im Mundbereich bietet und zu einer allgemeinen Anfälligkeit für Mundschleimhautentzündungen führt. Auch Vitaminmangel verursacht Zahn- und Zahnfleischkrankheiten.

- **Beachten Sie daher die allgemeinen ayurvedischen Essensregeln** (siehe Seite 25–29).
- **Essen Sie ausgewogen und vitaminreich,** nehmen Sie ausreichend frisches Gemüse und frisches Obst in Ihren Ernährungsplan mit auf.
- **Pflegen Sie sorgsam und regelmäßig, aber nicht übertrieben intensiv, Zähne und Zahnfleisch.**

TIPP MUNDSPÜLEN MIT SESAMÖL

Gandusha, das Mundspülen mit einem pflanzlichen Öl, kräftigt Zahnfleisch und Zahnhalteapparat, verringert die Empfindlichkeit von Zahnhälsen und beugt Karies vor. Am besten hierfür geeignet ist Sesamöl, es ist besser als Sonnenblumenöl, das beim so genannten Ölziehen in der westlichen Naturheilkunde meist empfohlen und dabei bis zu zehn Minuten im Mund belassen wird. Im Maharishi Ayurveda wird dagegen abgeraten, Öl länger als ein bis zwei Minuten im Mund zu behalten, da es nach dieser Zeit mit Bakterien, Speiseresten, Entzündungsstoffen und anderen Mundtoxinen gesättigt ist, die dann über die Mundschleimhäute resorbiert werden und in den Blutkreislauf gelangen.

So wird's gemacht:
Mit etwa einem Esslöffel »gereiften« Sesamöl (siehe Seite 53) nach dem Zähneputzen ein bis zwei Minuten den Mund spülen und gurgeln. Danach ausspucken und mit klarem Wasser kurz nachspülen. Bei Bedarf, etwa um den allgemeinen reinigenden Effekt des Ölziehens zu erreichen, mehrmals wiederholen, dabei jeweils frisches Sesamöl verwenden.

TIPP MYRRHEPULVER BEI ZAHNFLEISCHBLUTEN

Das Harz der Myrrhe wird, wie das des Weihrauchs, seit alters in der Medizin verwendet. Es heilt Entzündungen, wirkt adstringierend und als Mundpulver blutungsstillend.

So wird's gemacht:
Etwas Myrrhepulver aus der Apotheke ein- bis zweimal täglich nach dem Zähneputzen oder zwischendurch auf das Zahnfleisch auftragen.

ANHANG

ADRESSEN

Bezugsquellen für ayurvedische Produkte, Fachliteratur

Versand ayurvedischer Produkte

Der weltweit führende Hersteller und Anbieter hochwertiger ayurvedischer Produkte:
MAP
Maharishi Ayurveda Products Europe B.V.
Postfach 1126
41845 Wassenberg
Tel.: 0 18 05-10 81 09 oder 0 24 32-24 94
Fax: 0 24 32-93 94 92
E-Mail: map@ayurveda-produkte.de
www.ayurveda-produkte.de

Mehr als 1000 Produkte führender Anbieter rund um den Ayurveda:
AMLA NATUR GmbH
Butterberg 3
21279 Drestedt
Tel.: 0 41 86 - 88 79 90
Fax: 0 41 86 - 88 79 92 1
E-Mail: service@ayurveda-markt.de
www.ayurveda-markt.de

Seit über 30 Jahren Versandgeschäft für ayurvedische Produkte, Gewürze und Literatur in großer Auswahl:
HANNEMANN-VERSAND
für ayurvedische Produkte und Literatur
Im Branduhl 7
21354 Bleckede
Tel.: 0 58 53-98 01 11 11
Fax: 0 58 53-9 80 11 00
E-Mail: HannemannVersand@aol.com

SEYFRIED NATURWAREN VERSAND
Am Berg 7
49143 Bissendorf
Tel.: 0 54 02-81 38
Fax: 0 54 02-74 30
E-Mail: naturwaren@seyfrieds.de
www.seyfrieds.de

FRANK'S VEDA SHOP
Buchweg 59
D-59846 Sundern
Tel.: 0 29 33-92 23 70
Fax: 0 29 33-92 23 73
E-Mail: frandra@t-online.de
www.govindam.de

MAHARISHI AYURVEDA SHOP
Karina Schrott
Nur Direktverkauf
Steyrerweg 11
93049 Regensburg
Tel.: 0941- 26771

Apotheken

STADTPARK-APOTHEKE REGENSBURG
Hr. Kammermeier
Prüfeninger Str. 35
93049 Regensburg
Tel.: 0800 – 2969400 od. 09 41-29 69 40
Fax: 09 41-2 96 94 19
E-Mail: stadtparkapotheke@t-online.de
www.stadtpark-apotheke-regensburg.de

ISE APOTHEKE
Klosterallee 80
20144 Hamburg-Harvestehude
Tel: 040-4223589
Fax: 040-4207902

HIRSCH APOTHEKE
Hr. Ingmar Bartz
Brückenstr. 23
D-56841 Traben-Trarbach
Tel.: 0 65 41-93 56
Fax: 0 65 41-81 24 69
E-Mail: info@hirsch-apotheke-mosel.de
www.hirsch-apotheke-mosel.de

SCHÜTZEN APOTHEKE MÜNCHEN
Fr. Stempel Barbara
Schützenstr. 5 - Bayerstr. 4
D-80335 München
Tel.: 0 89-55 76 61
Fax: 0 89-55 72 27
E-Mail: info@schuetzenapotheke-muenchen.de
www.schuetzenapotheke-muenchen.de

ROSEN APOTHEKE
Rosenstr. 6
D-80331 München – Altstadt – Lehel
Tel: 089-23002700
Fax: 089-23002727

Ayurveda- Gesundheitszentren und Kliniken

MAHARISHI AYURVEDA
GESUNDHEITS-
UND SEMINARZENTRUM GmbH
Postfach 1330
Am Robert-Kampe-Sprudel
56120 Bad Ems
Tel.: 02603-94070
Fax.: 02603-3122
E-Mail: info@ayurveda-badems.de
www.ayurveda-badems.de

MAHARISHI AYURVEDA
GESUNDHEITSZENTRUM
LÜCHTEFELD
Ltg. Heilpraktiker Eugen Lüchtefeld
Gesekerstr. 4
59590 Mönninghausen
Tel.: 02942-78558
Fax.: 02942-57248
E-Mail: eugen.luechtefeld@t-online.de
www.ayur-veda-luechtefeld.de

AYURVEDA
HEALTH & BEAUTY
Possenhofener Str. 29
82340 Feldafing
Tel.: 08157-7152
Fax.: 08157-7068
E-Mail: info@ayurveda-bayern.com
www.ayurveda-bayern.com

Österreich

MAHARISHI AYURVEDA
GESUNDHEITSZENTRUM
mit Gesundheitsgeschäft und Ordination
Dr. Krenner, Wien
Piaristengasse 1/3. Stock/ Tür 6 (Lift)
A-1080 Wien
Tel.: 0043-1-5134352
Fax.: 0043-1-5139660
E-Mail: info@auyrveda.at
www.ayurveda.at

MAHARISHI AYURVEDA
GESUNDHEITSZENTRUM
Dr. Schachinger
Bahnhofstr. 19
A-4910 Ried im Innkreis
Tel.: 0043-7752-86622
Fax.: 0043-7752-866224
E-Mail: info@ayurvedaarzt.at
www.ayurvedaarzt.at

INSTITUT FÜR AYUR VEDA
UND ANTI AGING
Dr. Schäffler
Hotel Schloss Pichlarn
A-8952 Irdning/Österreich
Tel.: 0043-3682-22841-571
Fax.: 0043-3682-24480
E-Mail: office@ayur-veda.at
www.ayur-veda.at

Schweiz

Großes Sortiment an Ayurveda Produkten:
AYUR VEDA AG
Dorfstrasse 71
CH-6377 Seelisberg
Tel.: 0041-418205544
Fax.: 0041-418205123
E-Mail: info@veda.ch
www.veda.ch

Maharishi Ayurveda Programme:
M.A.P – MEHR IM LEBEN
Franz Rutz, Naturarzt NVS, Mentaltrainer, Coach
Bahnhofstr. 12
CH-8808 Pfäffikon/SZ
Tel.: 055-4104342
Fax.: 055-4104331
E-Mail: info@maprutz.ch
www.maprutz.ch

Die Adressen von Ärzten mit ayurvedischer Zusatzausbildung erhalten Sie bei

DEUTSCHE GESELLSCHAFT FÜR AYURVEDA e.V.
Friedrichstr. 232
10969 Berlin
Tel.: 0180-5012326 od. 06541-5817
www.ayurveda.de

Ausbildung für Ärzte und medizinische Heilberufe

DEUTSCHE AYURVEDA AKADEMIE GmbH
Akademie der Deutschen Gesellschaft für Ayurveda
Steyrerweg 11
93049 Regensburg
Tel.: 09431-7589408
Fax.: 0941-22294
E-Mail: info@ayurveda-seminare.de
www.ayurveda-seminare.de

Seminarezum ThemaAyurvedische Heil- und Lebenskunde sowie Gesundheitsschulungen und Kosmetikkurse

Bolen-Nieland Cynthia
Hindeburgstr. 11
28717 Bremen - Burglesum
Tel.: 0421-67410138

Transzendentale Meditation

INFOCENTER FÜR TRANSZENDENTALE MEDITATION
Maharishi Friedenspalast
Spielbergtor 12c
99099 Erfurt
Tel.: 0800-624274744
E-Mail: info@transzendentale-meditation.de
www.meditation.de

Vedische Architektur und Wohnkultur

VASTU BAU GmbH
Bahnhofstr. 19
A-4910 Ried im Innkreis
Tel.: 0043-7752-88110
Fax.: 0043-7752-881104
E-Mail: info@vedahaus.com
www.vedahaus.com

WEITERFÜHRENDE LITERATUR

Bauhofer, Ulrich. *Aufbruch zur Stille.* Bergisch-Gladbach: Lübbe Verlag, o. J.

Charaka Samhita. Sanskrittext mit englischer Transliteration (2 Bände). Varanasi: Chaukhambha Orientalia, 1981.

Hartmann, Gabriel. *Maharishi-Gandharva-Veda – Die klassische Musik der vedischen Hochkultur.* Vlodrop: MVU-Press, 1992.

Lad, Vasant. *Das große Ayurveda-Heilbuch.* Aitrang: Windpferd Verlag, 2003.

Lad, Vasant. *Selbstheilung mit Ayurveda.* Frankfurt: O. W. Barth Verlag, 1999.

Lad, Vasant; Frawley, David. *Die Ayurveda-Pflanzen-Heilkunde.* Aitrang: Windpferd Verlag, 2000.

Maharishi Mahesh, Yogi. *Die Wissenschaft vom Sein und die Kunst des Lebens.* Bielefeld: Kamphausen Verlag, 1998.

Maier, Alois M.; Schrott, Ernst. *Glück und Erfolg sind kein Zufall. – Die Erfolgs- und Managementgeheimnisse des Veda.* Bielefeld: Kamphausen Verlag, 2002.

Meyer, Siebelt. *Großes Handbuch der Vedischen Astrologie.* Aitrang: Windpferd Verlag, 2002.

Mittwede, Martin. *Der Ayurveda.* Stuttgart: Haug Verlag, 1998.

Mittwede, Martin. *Spirituelles Wörterbuch Sanskrit – Deutsch.* Dietzenbach: Sathya Sai Vereinigung, 2003.

Nader, Tony. *Menschlicher Körper – Ausdruck des Veda und der Vedischen Literatur.* Vlodrop: MVU-Press, 1994.

Pirc, Karin. *Den Alterungsprozess umkehren.* Bielefeld: Kamphausen Verlag, 2001.

Pirc, Karin. *Frei von Asthma.* Bergisch-Gladbach: Lübbe Verlag, 1999.

Schachinger, Wolfgang; Schrott, Ernst. *Bluthochdruck muss nicht sein.* Bielefeld: Kamphausen Verlag, 2003.

Schachinger, Wolfgang; Schrott, Ernst. *Gesundheit aus dem Selbst – Transzendentale Meditation.* Bielefeld: Kamphausen Verlag, 2001.

Schrott, Ernst; Schachinger, Wolfgang. *Gelenk- und Rückenschmerzen müssen nicht sein.* Bielefeld: Kamphausen Verlag, 2002.

Schrott, Ernst; Schachinger, Wolfgang. *Kopfschmerz muss nicht sein.* Bielefeld: Kamphausen Verlag, 2003.

Schrott, Ernst. *Ayurveda – Das Geheimnis Ihres Typs.* München: Goldmann Verlag, 2003.

Schrott, Ernst. *Ayurveda für jeden Tag.* München: Goldmann Verlag, 2003.

Schrott, Ernst. *Ayurveda – kurz & bündig: Antworten auf die wichtigsten Fragen zur traditionellen indischen Heilweise.* Stuttgart: Haug Verlag, 2003.

Schrott, Ernst. *Die heilenden Klänge des Ayurveda* (mit CD). Stuttgart: Haug Verlag, 2001.

Schrott, Ernst. *Die köstliche Küche des Ayurveda.* München: Goldmann Verlag, 2004.

Schrott, Ernst. *Weihrauch.* Bielefeld: Kamphausen Verlag, 2003.

Schrott, Ernst; Bolen, Cynthia Nina. *Das Ayurveda Gesundheits- und Verwöhnbuch.* München: Goldmann Verlag, 2003.

Zoller, Andrea; Nordwig, Hellmuth. *Heilpflanzen der Ayurvedischen Medizin.* Stuttgart: Haug Verlag, 1997.

REGISTER